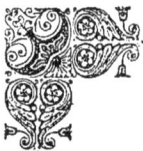

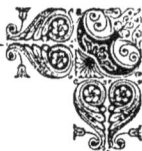

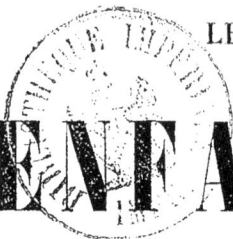

LE
BIENFAITEUR
DE L'HUMANITÉ,

OUVRAGE

UTILE A TOUTES LES CLASSES DE LA SOCIÉTÉ,

PAR M. L.-C. DE ROFFIGNAC.

Prix : 8 francs.

EN VENTE,

CHEZ SON AUTEUR, A LA SOUTERRAINE (CREUSE).

1848.

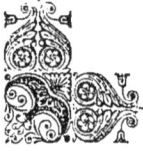

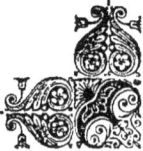

Poitiers. — Imprimerie de Coiguard et Bernard.

RECUEIL

DE

REMÈDES EXPÉRIMENTÉS

AVEC SUCCÈS.

Tout exemplaire non revêtu de la signature et du sceau des armes de l'Auteur, sera réputé faux, et le contrevenant poursuivi en vertu de la loi.

RECUEIL

DE

REMÈDES EXPÉRIMENTÉS

AVEC SUCCÈS,

PARMI LESQUELS ON TROUVE UN PRÉSERVATIF ASSURÉ CONTRE LA RAGE,

AINSI QUE LA MÉTHODE DE GUÉRIR, RADICALEMENT ET SANS DOULEUR, LA TEIGNE
LA PLUS OPINIATRE, LES LOUPES, LES SCROPHULES OU ÉCROUELLES,
LE GOÎTRE, LES HERNIES OU DESCENTES RÉDUCTIBLES, ET LA MALADIE
SYPHILITIQUE, SANS AUCUNE PRÉPARATION MERCURIELLE;

Plus un remède souverain contre la chlorose ou les pâles couleurs, et un véritable
spécifique contre la triste maladie de saint Guy.

La préparation des remèdes indiqués est facile et non dispendieuse; quiconque en aura
besoin pourra les employer secrètement; l'expérience en dira plus que l'éloge.

DÉDIÉ A L'HUMANITÉ SOUFFRANTE.

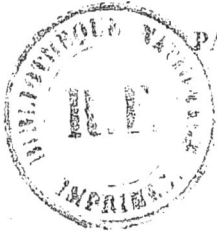

PAR M. L.-C. DE ROFFIGNAC.

POITIERS,

IMPRIMERIE DE COIGNARD ET BERNARD,
SUCCESSEURS DE DÉPIERRIS.

—

1848.

La satisfaction la plus pure que l'on puisse éprouver en ce monde est d'être utile à la société, et quiconque peut se procurer ce véritable bonheur, ne peut y renoncer sans enfreindre la loi de Dieu : ce motif m'a déterminé à surmonter mes indécisions. Depuis longtemps je voulais publier cet ouvrage ; mais différentes circonstances en avaient retardé l'impression : considérant que ce serait un crime de lèse-humanité d'ensevelir dans le silence ce qui peut intéresser les malades qui souvent désirent la mort pour n'avoir plus à souffrir, et que les richesses ni les honneurs ne sauraient contre-balancer le trésor de la santé, j'ai donné l'essor à la condescendance que mes concitoyens m'ont inspirée. La bienfaisance, qui est l'apanage héréditaire de ma famille, est le type de mon entreprise ; l'efficacité des remèdes que j'indique est constatée par l'expérience ; les cures promptes, radicales et constantes qu'ils ont opérées, en sont des preuves irréfragables, leur authenticité étant appuyée par un grand nombre de pièces justificatives, nonobstant l'omission volontaire de maintes observations dont je fais un secret par considération pour les personnes qui en font le sujet.

Oui, la plupart des pauvres, lorsqu'ils sont malades et abandonnés, désirent la mort pour n'avoir plus à souffrir : ces malheureux, si dignes de pitié, sont nos frères.

Tous les hommes de cœur, quelle que soit la diversité de leurs opinions, sont humains les uns envers les autres; ceux que l'égoïsme rend inaccessibles aux émotions de la commisération sont pire que des bêtes féroces. Il n'y aura que la mort qui pourra anéantir mon zéle pour l'humanité souffrante ; je serai bienfaisant même après ma mort, et la postérité m'en saura gré ; les suffrages de mes concitoyens me sont acquis, cela me suffit. Au lieu de devenir mon apologiste, je me défendrai du bien qu'on dira de moi, s'il n'est pas conforme à la vérité. Je ne suis le réformateur d'aucune méthode médicale , et je ne prétends pas exclure la présence des gens de l'art ; loin de moi la pensée de porter ma faucille dans leur moisson , surtout de ceux qui jouissent d'une confiance méritée ; ils liront sans malignité mon ouvrage, et ils auront assez de candeur pour avouer que ce n'est pas la quantité des remèdes qui fait la richesse de la médecine ; ils conviendront qu'il vaut mieux s'attacher au choix qu'à l'abondance; en un mot, ils m'accorderont leur généreux appui en reconnaissant l'efficacité des remèdes que j'indique. Les officiers de santé, voyant qu'ils ont opéré des cures d'autant plus glorieuses que les affections chirurgicales contre lesquelles les malades en ont fait usage, avaient résisté aux remèdes généralement employés par les praticiens les plus éclairés , pourront s'en servir avec d'autant plus de confiance que, dans leur préparation qui est facile et non dispendieuse , il n'existe aucune combinaison chimique ; alors ils exerceront leur philanthropie en faveur des pauvres malades. Si la discrétion n'était pas un devoir, je pourrais nommer quelques-uns de ces messieurs qui m'ont honoré de leur confiance en m'employant , soit pour eux-mêmes, ou pour des personnes de leurs familles. Je ne commettrai point cet acte d'ostentation ; je ne veux même pas employer les expressions à l'aide desquelles je pourrais capter leur bienveillance que je désire obtenir, la considérant comme la plus honorable récompense de mon travail que j'ai perfectionné en dérobant à la façon des abeilles. Moins avide de grossir ma fortune que jaloux de devenir utile à mes semblables, par quelle fatalité aurais-je à répondre à des propos irréfléchis de la part de ceux dont je crois obtenir l'appui. Je m'adresse aux savants qui ne méconnaissent pas les droits de la nature; ils m'accorderont la bienveillance que j'invoque, et les pauvres qui me connaissent ne me refuseront pas leur estime. Ce recueil, dont j'ai banni les expressions scientifiques qui ne seraient utiles qu'à son auteur, renferme plusieurs pièces justificatives concernant différentes cures opérées par les effets salutaires des remèdes qu'il contient. Les noms des personnes guéries, dont le secret n'est pas un devoir, sont indiqués, ainsi que le lieu de leur domicile, afin d'éloigner tout soupçon et de convaincre par la voix la plus persuasive.

RECUEIL

DE

REMÈDES EXPÉRIMENTÉS

AVEC SUCCÈS.

Onguent de manège contre les brûlures, les contusions, les dar-
tres, les abcès, les panaris, les maux d'aventure, le char-
bon, les plaies de quelque nature qu'elles soient, ainsi que les
ulcères les plus malins.

Prenez : Huile d'olives, une livre. . . . 500 gram.

        Poix blanche, huit onces. . . . 250

        Talc de Venise, deux onces. . . 64

        Litharge (occide de plomb) en pou-

        dre fine, une once. 32

        Terre sigillée, une once. . . . 32

        Savon blanc, deux onces. . . . 64

        Baume noir du Pérou, une once. 32

Mettez l'huile dans une bassine sur un feu doux ; lorsqu'elle entrera en ébullition, faites-y liquéfier la cire ; puis
ajoutez successivement le talc, la litharge et la terre sigil-
lée, ne mettant chaque substance qu'un quart d'heure l'une
après l'autre, et agitez continuellement le mélange avec une
spatule de bois, après y avoir mis le savon que vous aurez

coupé par petits morceaux , agitez la matière jusqu'à ce qu'une écume épaisse en couvre la surface.

Otez la bassine de dessus le feu ; un instant après répandez-y insensiblement le baume du Pérou, et agitez le mélange jusqu'à ce que le tout soit parfaitement incorporé ensemble.

Laissez un peu refroidir cet onguent, ensuite mettez-le dans des pots de fayence que vous couvrirez avec du papier.

On l'étend sur du linge fin, blanc de lessive, et on l'applique ordinairement deux fois par jour sur la partie malade ; mais la fréquence des pansements des plaies et des ulcères est subordonnée à la nature et à la quantité de la matière purulente qui en découle, ainsi qu'à la température de la saison.

Lorsque le mal n'est pas abcédé, qu'il y a inflammation et tendance à la suppuration, on fait l'application de l'emplâtre sur toute son étendue, et on en couvre la surface avec un topique anodin, tel que le cataplasme suivant.

Cataplasme anodin, émollient et maturatif.

Prenez : Mie de pain blanc, trois onces. . 96 gram.
    Lait de vache, un demi-litre.
    Jaunes d'œufs, deux.
    Huile de lys, une once. . . . 32

Délayez la mie de pain dans le lait; ajoutez les jaunes d'œufs préalablement battus dans une portion du lait ; faites cuire le mélange jusqu'à ce qu'il ait la consistance de bouillie un peu épaisse, ajoutez l'huile de lys et agitez la masse jusqu'à ce qu'elle soit parfaitement homogène.

Ce cataplasme favorise l'effet de l'onguent lorsqu'il est appliqué deux ou trois fois par jour par-dessus l'emplâtre dont on couvre les tumeurs inflammatoires et douloureuses.

L'onguent opère des cures surprenantes, il mondifie les plaies et les ulcères, produit la régénération d'une véritable chair. Par son emploi, on prévient la putréfaction de la chair morte qui dégénère en gangrène, et il favorise l'exfoliation des esquilles d'os.

Il est souverain contre les maux dont j'ai fait mention ; je ne crois pas qu'on puisse en trouver un plus efficace. Il opère promptement des cures radicales et constantes ; j'ose l'assurer, étant certain que je ne serai point démenti par l'expérience.

Les ulcères qui sont invétérés et qui fluent abondamment, semblent exiger l'application d'un cautère pour suppléer à celui que la nature a établi ; mais il suffit d'absorber le vice humoral qui les entretient, en dépurant le sang et suppléant à leur évacuation par celle des purgatifs doux, administrés de temps en temps.

De graves accidents pourraient résulter de la suppression subite des ulcères qui persistent depuis longtemps ; car il y en a par lesquels le sang se dépure, et qui (par l'effet d'une cure prématurée, c'est-à-dire illusoire), occasionnent un reflux de matière vicieuse dans les humeurs, capable de produire des accidents beaucoup plus fâcheux que ceux qui existaient auparavant.

On comprend facilement qu'il faut prescrire une médication et un régime anti-syphilitique, anti-scrophuleux, anti-scorbutique, à ceux qui sont affectés d'ulcères syphilitiques, scrophuleux, scorbutiques, etc.; car, pour guérir de tels ulcères, il faut nécessairement en détruire la cause déterminante.

Emplâtre divin.

Prenez : Gomme ammoniaque , deux gros.   8 gram.

   — galbanum, un gros. . .   4

   — opopanax, un gros. . .   4

   — bdellium, deux gros. . .   8

Pierre calaminaire, un gros. .   4

Encens, un gros.   4

Huile d'olives, deux livres. . . 1,000

Cire jaune, huit onces. . . . 250

Litharge en poudre fine, une livre
et demie. 750

Aristoloche longue, deux gros. .   8

Huile de laurier, deux gros. . .   8

Térébenthine, quatre gros. . . 16

Mettez les quatre gommes (préalablement réduites en poudre fine), dans un pot de terre vernissé; versez-y une verrée de vinaigre, qui équivaut à cinq onces (160 grammes), laissez en infusion durant deux ou trois jours, remuant de temps en temps le mélange avec une spatule de bois. Puis, faites liquéfier les gommes dans une bassine sur un feu doux, en agitant continuellement avec la spatule. Passez avec expression à travers une forte toile, pour extraire le liquide que la matière pourra produire.

Mettez le produit dans la bassine après l'avoir bien nettoyée, et faites-le bouillir jusqu'à l'entière évaporation du vinaigre, ayant soin de l'agiter continuellement avec la spatule, afin d'empêcher les gommes de brûler.

Otez la bassine de dessus le feu et couvrez-la d'un linge.

Mettez l'huile d'olives dans une autre bassine ; faites-y liquéfier la cire ; ajoutez peu à peu la litharge, ne cessant de remuer comme précédemment, que lorsque le tout paraîtra bien incorporé ensemble et que la matière aura acquis une couleur jaunâtre.

Alors projetez-y insensiblement le produit des gommes ; faites-le liquéfier en agitant pour en faciliter le mélange ; observez avec attention que s'il s'en répandait par-dessus les bords de la bassine, et qu'il en tombât dans le feu, vous seriez exposé à perdre le remède.

Ajoutez l'aristoloche, la myrrhe, l'encens et la calaminaire, le tout en poudre fine, puis, l'huile de laurier et la térébenthine ; faites bouillir lentement, et agitez avec la spatule jusqu'à ce que la masse ait acquis la consistance emplastique.

Retirez la bassine du feu, videz-la dans une terrine où vous aurez mis de l'eau de puits récemment puisée.

Vos mains étant ointes d'huile rosat, vous diviserez la masse en portions dont vous formerez des magdaléons que vous envelopperez séparément dans du papier.

Cet emplâtre se conserve un très-grand nombre d'années, sans perdre aucune de ses propriétés qui sont les mêmes que celles de l'onguent précédent.

Il n'en est pas ainsi des médicaments onctueux ; ces derniers étant altérables par la rancidité qui les rend si nuisibles, que leur emploi, dans un tel état, fait souvent dégénérer en ulcères rebelles des plaies simples.

Pierre médicinale contre toutes sortes d'ulcères.

Prenez : Alun de roche, six onces. . . 192 gram.

Vitriol blanc, quatre onces. . . 126

— vert, une once. . . . 32

Sel de verre, une once. . . . 32

Chlorure de sodium, trois gros. . 12

Vinaigre très-fort, trois onces. . 96

Bol d'Arménie, trois onces. . . 96

Réduisez toutes les drogues en poudre fine; mettez-les dans un pot de terre vernissé, projetez-y le vinaigre, et laissez infuser durant huit ou dix minutes.

Faites cuire le mélange à un grand feu de charbon, l'agitant continuellement jusqu'à consistance très-épaisse; laissez refroidir.

Mettez cette pierre (préalablement divisée en petits morceaux) dans une bouteille, que vous boucherez exactement et conserverez dans un lieu sec.

On s'en sert avec succès pour guérir les ulcères, particulièrement ceux des jambes; elle est excellente contre la gangrène et les écrouelles.

Il faut la réduire en poudre très-fine et en saupoudrer les ulcères, ou l'incorporer avec les remèdes qui leur sont appropriés, pour en faire l'application immédiate sur la partie affligée.

Onguent contre les apostumes.

Prenez : Suif de mouton, huit onces. . . 250 gram.

Cire jaune, huit onces. . . . 250

Résine de pin, huit onces. . . 250

Huile d'olives, huit onces. . . . 250

Miel, huit onces. 250

Térébenthine, huit onces. . . . 250

Faites liquéfier le suif à une douce chaleur ; ôtez-en les grumeaux, ajoutez la cire ; lorsqu'elle sera fondue, jetez-y la résine concassée, agitant avec une spatule jusqu'à ce que le tout soit liquéfié ; ensuite ajoutez l'huile, le miel et la térébenthine ; laissez bouillir lentement pendant quelques minutes, remuant toujours avec la spatule jusqu'à ce que le tout soit incorporé ensemble : alors passez-le à travers un linge.

Cet onguent fait suppurer les apostumes, il est détersif, incarnatif et cicatrisant.

Eau vulnéraire qui agit conjointement avec l'onguent du R. P. Arnoult *contre les ulcères et la gangrène.*

Prenez : Racine d'aristoloche, quatre onces. 125 gram.

Sucre fin, huit onces. 250

Vin blanc généreux, deux litres.

Ratissez l'aristoloche, coupez-la en rouelles très-minces et lavez-la trois fois dans du vin blanc ; puis, mettez-la avec le sucre et le vin dans un pot de terre vernissé que vous couvrirez exactement ; faites bouillir le tout ensemble jusqu'à réduction du tiers. Retirez le pot du feu, laissez refroidir, passez la liqueur à travers un linge et conservez-la dans des bouteilles de verre exactement bouchées.

On emploie cette eau et l'onguent du P. Arnoult contre les blessures, les contusions, les maux d'aventure, les plaies les plus invétérées, les loups aux jambes et les ulcères gangréneux.

Onguent d'Arnoult.

Prenez : Cire jaune, huit onces. . . . 250 gram.

Résine, huit onces. 250

Résine de pin, huit onces. . . 250

Vert-de-gris, deux gros. . . . 8

Beurre frais non salé, deux livres. 1,000

Faites liquéfier la cire dans une bassine sur un feu doux; jetez-y la résine concassée, et agitez avec la spatule durant une demi-heure; ajoutez par portions la résine de pin, et remuez encore durant une demi-heure, afin d'empêcher la matière de brûler, ce qui arriverait si elle s'attachait au fond de la bassine.

Retirez-la du feu; un instant après, ajoutez le beurre et le verdet en poudre fine, agitant le mélange jusqu'à ce qu'il soit complétement refroidi.

Placez de nouveau la bassine sur le feu; mais évitez l'ébullition, et remuez l'onguent avec la spatule pendant un quart d'heure au moins; passez-le à travers un linge pour en séparer les matières grossières, et conservez-le dans des pots couverts de papier.

On fait tiédir l'eau, et on en imbibe de la charpie qu'on

introduit légèrement dans le fond des ulcères caverneux; lorsqu'ils sont fistuleux, on en dilate l'orifice trop étroit pour y faire des injections de la même eau ; puis on applique sur la partie malade un emplâtre composé du susdit onguent, observant de couvrir la surface d'une compresse en plusieurs doubles imbibée de cette eau vulnéraire.

Il faut renouveler le pansement trois fois par jour, et faire en sorte que l'appareil soit beaucoup plus étendu que la partie affectée.

Eau dessicative pour les ulcères qui fluent abondamment.

Prenez : Eau commune , dix litres.

Chaux vive, une livre. . . . . . 500 gram.

Vitriol blanc, dix-huit grains. . 1

Verdet, dix-huit grains. . . . 1

Camphre, vingt-quatre grains. . 1,30

Versez l'eau dans une terrine, jetez-y alternativement plusieurs morceaux de fer rougis au feu jusqu'à ce qu'elle ait diminué de moitié par évaporation ; ensuite éteignez-y la chaux et laissez-la en repos pendant vingt-quatre heures.

Décantez et dissolvez dans la colature le vitriol, le verdet et le camphre.

On conserve cette eau dans des bouteilles bien bouchées.

Appliquée sur les ulcères purulents , elle les dessèche merveilleusement.

On se sert d'une compresse en plusieurs doubles qu'on entretient continuellement imbibée de la susdite eau, et on panse les ulcères deux fois par jour.

Eau contre les plaies, les ulcères et la gangrène.

Prenez : Vitriol blanc, quatre gros. . . . 16 gram.

— de Chypre, deux gros. . . 8

Eau de rivière, un litre.

Prenez l'eau (de préférence) à un courant, jetez-y le vitriol de Chypre et le vitriol blanc en poudre; ajoutez deux ou trois cuillerées d'eau de Cologne; agitez et bouchez la bouteille.

La manière de s'en servir est la même que la précédente.

Eau contre les chancres de la bouche et les ulcères.

Prenez : Eau commune, dix litres.

Chaux vive, deux livres. . . 1,000 gram.

Mettez l'eau dans un chaudron de cuivre sur le feu, retirez-le lorsqu'elle entrera en ébullition et jetez-y la chaux; lorsqu'elle aura dégagé ses vapeurs aqueuses, couvrez le chaudron d'un linge double; laissez reposer la liqueur pendant vingt-quatre heures; enlevez l'espèce de croûte qui surnage, et décantez, rejetant la chaux hydratée.

S'il arrive de troubler l'eau en la retirant du chaudron, il faut la laisser quelques heures de plus en repos et décanter une seconde fois.

Afin de rendre cette eau plus efficace (ne réservant que celle qui est limpide et dépouillée de toute apparence de chaux), remettez-la dans le chaudron après l'avoir bien nettoyé, et, pour chaque litre d'eau, ajoutez deux onces (64 grammes) de sel ammoniac concassé par petits morceaux.

Cinq ou six heures après, mettez l'eau dans des bouteilles.

Si l'on s'en sert contre les chancres de la bouche, il faut s'en gargariser souvent, longtemps à chaque fois, et renouveler le gargarisme cinq à six fois de suite, ayant soin de cracher les matières glaireuses et les sérosités qu'il peut entraîner.

Lorsqu'on en fait usage contre des ulcères, il faut en étuver légèrement l'intérieur ainsi que les bords, les couvrir de compresses constamment imbibées de la même eau, et les renouveler deux fois par jour.

Elle ôte toute inflammation, favorise la régénération de la chair, et opère une prompte guérison.

Eau divine pour borner les progrès de la gangrène, éviter la sphacèle, et s'opposer à l'amputation qui en serait le résultat.

    Prenez : Vitriol blanc, un gros. . . . . . 4 gram.

               Sel ammoniac, un gros. 4

               — de Glauber, un gros. 4

               — de nitre, un gros. 4

Mettez dans une bouteille de verre les drogues ci-dessus, projetez-y un litre d'eau commune et deux ou trois cuillerées d'eau de Cologne, ou au moins autant d'esprit-de-vin rectifié.

On fait tiédir ladite eau pour en bassiner la partie gangrénée; puis on en imbibe de la charpie, qu'on applique légèrement dans le fond de l'ulcère sans nulle compression, le couvrant d'un emplâtre approprié aux ulcères, observant d'en couvrir la surface avec une compresse en plusieurs doubles imbibée de la même eau ; il faut l'entretenir toujours humide, et à cet effet l'arroser fréquemment de la susdite eau.

Si la gangrène se manifeste dans un ulcère quelconque, il faut le couvrir de l'appareil décrit ci-dessus : nul remède ne peut devenir plus efficace; car, si la compresse imbibée de l'eau divine (surnommée ainsi, à raison des effets miraculeux qu'elle produit) est continuellement mouillée de la même eau, l'expérience démontrera dès le premier jour qu'on peut éviter l'amputation à laquelle le malade est condamné.

Elle a aussi la propriété de dissoudre le sang extravasé par l'effet d'une contusion.

Eau contre les plaies, les ulcères et la gangrène.

Prenez : Sel de cuisine, trois onces. . . . . 96 gram.
         Vitriol blanc, trois onces. . . . 96
         Eau commune, deux litres.

Mettez les drogues avec les deux litres d'eau dans un pot; faites bouillir jusqu'à réduction de la moitié; laissez refroidir et passez à travers un linge.

Conservez la colature dans des bouteilles.

La manière de s'en servir consiste à en étuver (de six heures en six heures) la partie malade , la recouvrant chaque fois d'une feuille de chou.

Si la douleur devient trop violente, mettez sur la feuille

de chou une compresse imbibée d'eau commune, et continuez le même pansement jusqu'à parfaite guérison.

Cérat contre les ulcères des jambes.

Prenez : Huile d'olives, une livre. . . . 500 gram.
Cire jaune, quatre onces. . . . 125
Cinabre, une once. 32
Minium, une once. 32

Mettez l'huile dans une bassine sur un feu doux ; ajoutez la cire, faites-la liquéfier et retirez la bassine du feu ; mettez-y le cinabre et le minium, agitant le mélange jusqu'à ce qu'il soit presque entièrement refroidi.

Contusez des feuilles récentes d'épinards sauvages et appliquez-en sur les ulcères des jambes, l'expérience vous apprendra par un résultat admirable que l'homme foule à ses pieds les remèdes les plus précieux.

Onguent de Geneviève contre toutes sortes de blessures.

Prenez : Huile d'olives, trois livres. . . 1,500 gram.
Excellent vin rouge, trois demi-setiers.
Cire jaune, huit onces. 250
Térébenthine de Venise, une livre. 500
Santal rouge en poudre, deux onces. 64

Mettez toutes les substances ensemble dans un pot vernissé ; faites bouillir durant une demi-heure au moins ; retirez le pot du feu, et après le refroidissement, séparez

l'onguent d'avec le vin et la poudre santal ; on le conserve dans des pots couverts de papier.

Il est excellent contre les blessures ; on le fait chauffer
afin qu'il pénètre plus facilement ; on en fait des injections
dans les plaies qui sont profondes, et on en couvre exactement celles qui ne sont qu'extérieures. A cet effet, on l'é-
tend sur du linge fin ou sur du papier brouillard, dont on
fait l'application sur la partie offensée ; on en recouvre aussi
les parties circonvoisines, et on renouvelle le pansement
deux fois par jour.

Cet onguent calme les douleurs, éteint le feu de l'inflammation, et favorise l'exfoliation des os cariés. On s'en
sert avec succès pour guérir des ulcères gangreneux.

Baume contre les plaies, les ulcères, la gangrène et l'esquinancie.

Prenez : Feuilles récentes de nicotiane, une livre. 500 gram.

— de cynoglosse, une livre. 500

— de jusquiame, une livre. 500

Vin rouge, deux litres.

Contusez les plantes préalablement nettoyées ; faites-les
cuire avec le vin jusqu'à réduction de la moitié ; passez à
travers une forte toile de manière à en extraire tout le
liquide.

Mettez le produit avec une pareille quantité d'huile d'o-
lives dans une bassine sur un feu doux, agitant le mélange
avec une spatule jusqu'à ce que l'eau de végétation des
plantes soit évaporée ; le baume est dans sa perfection lors-

qu'il ne pétille plus en bouillant, et si on en jette quelques gouttes sur le feu, elles s'enflamment subitement.

Alors, versez-le doucement dans une terrine de grès que vous couvrirez d'un linge jusqu'à ce qu'il soit complètement refroidi ; puis, mettez-le dans des bouteilles que vous boucherez et déposerez dans un lieu frais.

Mettez dans une casserole de terre vernissée le sédiment qui sera au fond de la bassine, ajoutez-y et faites liquéfier autant de cire jaune qu'il en faut pour former un onguent en l'agitant avec la spatule, jusqu'à ce que le tout soit bien incorporé ensemble ; ôtez la casserole de dessus le feu, et remuez encore jusqu'à ce que l'onguent soit refroidi.

Il est excellent pour guérir les plaies et les ulcères, pourvu qu'ils soient préalablement étuvés avec la susdite huile un peu tiède.

Ce baume qu'on emploie ordinairement seul est merveilleux dans ses effets ; il est anodin, vulnéraire et résolutif.

La première fois qu'on en fait l'application, il faut que la partie malade soit étuvée avec du vin tiède.

On fait également chauffer le baume afin qu'il pénètre plus facilement dans les plaies ou ulcères, et on en imbibe des compresses de linge fin en plusieurs doubles dont on couvre leur surface.

Lorsqu'on s'en sert pour borner les progrès de la gangrène, il faut y ajouter sept ou huit fois autant d'huile d'aspic, et l'employer de la manière déjà indiquée.

Il a la propriété de guérir très-promptement l'esquinancie et autres maux de gorge.

On trempe la barbe d'une plume dans le baume un

peu tiède 'et on frictionne les amygdales ; cette onction réitérée de deux heures en deux heures avance la suppuration.

On peut appliquer sur la partie douloureuse une compresse imbibée du même baume.

Si la présence d'un homme de l'art était requise par la gravité de la maladie, et qu'au lieu de pratiquer une ou deux saignées, il prescrirait une application de sangsues, je dirais en pareil cas qu'il est permis d'en redouter l'emploi, puisqu'en un seul jour, dans le courant du mois d'octobre mil huit cent quarante-six, la police a saisi chez différents pharmaciens de Paris, quarante-huit mille sangsues gorgées d'un sang vicié pour les rendre plus pesantes et par conséquent plus chères.

Cette fraude ignoble pouvant leur communiquer un venin pestilentiel, je crois qu'il m'est permis d'observer qu'il y a une méthode plus prompte, plus décisive et moins dangereuse.

Le patient peut en favoriser les bons effets par la diète, le repos, le silence, les pédiluves, ainsi que par les boissons mucilagineuses et acidulées avec le suc de citron, le verjus ou le vinaigre.

Emplâtre d'André de la Croix contre les plaies de la poitrine.

Prenez : Résine de pin, douze onces.   . . 384 gram.
       Gomme élémi, quatre onces.   . . 125
       Térébenthine de Venise, deux onces. 64
       Huile de laurier, deux onces.   . . 64

Après avoir concassé la résine et la gomme ; faites-les liquéfier à une douce chaleur ; ajoutez l'huile de laurier et la térébenthine ; agitez sans cesse jusqu'à ce que le tout forme un mélange exact ; alors ôtez-le de dessus le feu, et passez avec expression à travers une forte toile pour en séparer les matières grossières.

Conservez cet emplâtre dans un pot, car s'il était mis en rouleaux, il coulerait.

On l'étend sur un morceau de basane blanche fenêtré dans son milieu pour faciliter l'écoulement de la matière purulente. En hiver, il suffit de panser les plaies une seule fois par jour ; en été, deux fois.

L'emplâtre doit couvrir et dépasser l'étendue du mal de quatre ou cinq doigts aux environs.

Appliqué sans tente sur les plaies étroites et profondes de la poitrine, occasionnées par un coup d'épée, il procure une suppuration louable, mondifie, incarne et cicatrise la blessure.

L'eau miellée, composée de deux parties d'eau de rivière et d'une partie de miel, prise en breuvage ou injectée dans la plaie lorsqu'elle est étroite, dissout le sang extravasé dans la poitrine.

Dans le cas où il existerait une complication d'accidents, il faudrait nécessairement en abandonner le traitement aux connaissances chirurgicales d'un homme de l'art.

Baume admirable contre toutes sortes de blessures.

Prenez : Gros vin rouge, demi-setier.
Huile d'olives, huit onces.   250 gram.

Fleurs de grenadiers sauvages, douze

onces. 384

Storax, deux gros. 8

Noix de cyprès, un gros et demi. . 6

Orcanette, trois onces. 96

Concasssez les drogues ; mettez-les avec l'huile et le vin dans un pot vernissé ; faites bouillir jusqu'à ce que le vin soit entièrement évaporé ; retirez le pot du feu : un instant après, passez.le baume à travers un linge et conservez-le dans des bouteilles bouchées.

Il faut premièrement bassiner la plaie avec du vin tiède, puis la couvrir d'une compresse en plusieurs doubles imbibée de ce baume, observant qu'elle soit plus grande que l'étendue du mal, et là recouvrir d'une compresse sèche.

On maintient l'appareil à l'aide d'une bande, mais on doit éviter une forte compression.

On renouvelle le pansement deux fois par jour.

Si la blessure affecte une partie nerveuse, il faut ajouter au susdit baume un peu de térébenthine, et l'appliquer aussi chaud que le patient peut l'endurer.

Si la plaie pénètre profondément, il faut l'étuver avec du vin chaud, puis y injecter du baume tiède et la couvrir d'une compresse qui en soit imbibée, et mettre par-dessus une compresse sèche.

Vin d'orme contre les blessures et les contusions.

Prenez : Seconde écorce récente d'orme, deux poignées.
Excellent vin rouge, un litre et demi.

Faites bouillir le tout ensemble jusqu'à la réduction des deux tiers, et passez la liqueur à travers un linge.

Il faut que la partie offensée soit préalablement étuvée avec une forte décoction de sauge un peu tiède, puis on trempe la barbe d'une plume dans le vin d'orme qui doit être également tiède pour en étuver les plaies ou les contusions ; il faut l'injecter dans celles qui présentent une grande solution de continuité.

Ce vin est si vulnéraire qu'après avoir réuni les lèvres de la plaie, il suffit d'en couvrir la surface avec une compresse qui en soit imbibée, et de l'entretenir constamment humide pour la préserver de la suppuration et même de l'inflammation.

On renouvelle le pansement deux fois par jour.

Eau Catagmatique pour accélérer l'exfoliation des os cariés.

Prenez : Racines de gentiane, une once. . 32 gram.
— d'iris, une once. . . . 32
— d'aristoloche ronde, deux onces. 64
Canelle en poudre fine, quatre gros. 16
Cloux de girofles pulvérisés, deux gros. 8
Camphre, deux gros. 8
Eau-de-vie, deux litres.

Versez l'alcool sur toutes les substances (préalablement réduites en poudre) dans un pot vernissé, laissez-les en macération dans un lieu chaud durant cinq ou six heures ; passez avec expression et filtrez.

Conservez cette liqueur dans des demi-bouteilles de verre exactement bouchées.

Il faut en imbiber de la charpie, et l'appliquer sur les os cariés deux ou trois fois par jour.

L'euphorbe et l'aloës mêlés ensemble constituent un excellent remède pour l'exfoliation des os cariés; aussi c'est avec succès qu'on emploie la teinture d'euphorbe ou d'aloës préparée avec l'esprit-de-vin rectifié.

On en imbibe des plumasseaux dont on fait l'application sur les os qui commencent à se carier ou qui sont en nécrose.

Lorsqu'un os est simplement découvert, il suffit (pour en éviter l'altération) de le préserver du contact de l'air; et au lieu de recourir aux dilatants, on accélère la régénération de la chair, en employant les remèdes balsamiques.

Si la carie dépend d'un vice interne, il faut employer le traitement approprié à la cause déterminante, et dilater l'orifice des ulcères qui sont trop étroits, afin de favoriser la sortie des esquilles d'os qui se détachent de la partie saine.

Onguent contre les abcès et engorgements des mamelles.

Prenez : Axonge, trois onces. . . . . 96 gram.

Miel , trois onces. 96

Huile d'olives , trois onces. . . . 96

Farine de seigle tamisée , trois onces. 96

Jaunes d'œufs , trois.

Mélangez l'axonge et le miel en triturant les deux substances ensemble ; mettez les jaunes d'œufs l'un après l'autre,

puis l'huile d'olives; le tout étant exactement mélangé par
la trituration, ajoutez peu à peu la farine de seigle, et ne
cessez d'agiter la masse que lorsqu'elle sera parfaitement
homogène.

Conservez cet onguent dans des pots couverts avec du
papier et placez-les dans un lieu frais.

Il faut l'étendre sur du linge fin, en couvrir la partie
malade et renouveler le pansement deux fois par jour.

Le même onguent sert contre les tumeurs qui viennent
sous la gorge et contre la tuméfaction des articulations ;
ainsi que contre les engorgements des mamelles produits
par un lait grumelé.

Il calme la douleur, éteint le feu de l'inflammation, résout les tumeurs qui en sont susceptibles ou les fait abcéder, puis il les déterge et les cicatrise.

Onguent merveilleux contre les inflammations et les engorgements des mamelles.

Prenez : Miel, une livre. . , ... 500 gram.
      Jaunes d'œufs, douze.
      Gros vin rouge, un demi-litre.

Mettez les substances dans un pot de terre, les agitant
de manière à en opérer exactement le mélange, faites bouillir à une douce chaleur, ne cessant d'agiter la masse que
lorsque le vin sera évaporé, et qu'elle aura acquis la consistance du cotignac, ce qui exige environ une heure.

Ce remède est très-efficace contre les engorgements des
mamelles. Il opère des cures surprenantes.

On l'étend sur du linge fin ou sur du papier brouillard pour en faire l'application de douze heures en douze heures jusqu'à parfaite guérison.

Autre remède contre les abcès des mamelles.

Prenez : Miel , quatre onces. . . . . 125 ^{gram}.

Axonge , douze gros. . . . . 48 .

Jaunes d'œufs, trois.

Farine de froment tamisée, trois cuillerées.

Faites liquéfier l'axonge à une douce chaleur; ajoutez les autres substances préalablement battues ensemble, et laissez bouillir lentement le mélange jusqu'à ce qu'il ait acquis la consistance d'une bouillie un peu épaisse.

On étend cette préparation sur du linge fin ; on l'applique matin et soir sur la partie affligée, et on continue le même traitement après que la mamelle est ulcérée , car il opère une entière et parfaite guérison.

Pour arrêter les progrès du panaris en le traitant dès le début de son apparition.

Il suffit de tenir le doigt malade dans la gueule d'une grenouille vivante jusqu'à ce qu'elle soit morte, et d'en employer successivement trois ou quatre de la même manière.

Liniment contre le panaris.

Prenez : gros sel de cuisine, une pincée.

Jaunes d'œufs frais , un.

Faites dissoudre dans le jaune d'œuf le sel préalablement broyé.

Les deux substances étant intimement mélangées ensemble, faites-en l'application sur le doigt malade, et renouvelez le pansement de douze heures en douze heures.

Autre remède facile et très-efficace contre le panaris, pourvu qu'il soit employé dès son apparition ou peu de jours après.

Faites une forte lessive avec des cendres de sarments, passez-la à travers un linge, mettez la colature presque bouillante dans un vase convenable et trempez-y le doigt malade durant un quart d'heure.

Afin de conserver le même degré de chaleur, ajoutez de temps en temps de la même lessive que vous entretiendrez chaude en la laissant près du feu.

Prenez de la cendre de sarments passée à travers un tamis fin pour en former une espèce de pommade, en la mêlant avec une pareille quantité d'axonge préalablement liquéfiée à une douce chaleur, agitant les deux substances jusqu'à ce que le mélange en soit exact et jusqu'à parfait refroidissement.

Il faut étendre cette pommade sur du papier brouillard, en envelopper le doigt malade immédiatement après l'avoir baigné dans la lessive de cendres de sarments et renouveler le pansement deux fois par jour.

Le panaris occasionnant presque toujours la fièvre, le malade doit observer une demi-diète, se priver de viande et de tout ce qui serait trop échauffant.

En pareil cas, la tisane la plus rafraîchissante est la plus salutaire.

En observant strictement le régime, et pratiquant la méthode dont je viens de faire mention, on préviendra la carie et la gangrène qui sont des accidents capables d'entraîner la perte du doigt, et la cure du panaris s'opérera en peu de jours.

Cataplasme contre l'entorse.

Prenez : Farine de froment, deux poignées.

Vinaigre, une verrée.

Eau commune, deux verrées.

Mêlez et agitez le tout ensemble sur le feu, jusqu'à consistance de cataplasme que vous appliquerez chaud sur la partie malade.

Renouvelez-en l'application deux fois par jour.

Décoction balsamique et fortifiante pour les nerfs foulés.

Prenez : Fleurs de bouillon blanc, une poignée.

— de millepertuis, une poignée.

— de camomille, une poignée.

Vin blanc, un demi-litre.

Faites bouillir le tout ensemble jusqu'à réduction de la moitié; puis passez avec expression à travers une forte toile.

Trempez dans cette colature (tandis qu'elle est chaude) des linges fins dont vous couvrirez la partie malade deux fois par jour.

Autre remède contre les entorses, même anciennes.

Faites liquéfier du suif de mouton, et après avoir ôté ce qui ne sera pas fondu, ajoutez-y une pareille quantité de fort vinaigre.

Faites chauffer les deux substances ensemble, agitant avec une spatule afin d'en opérer le mélange. Imbibez-en un linge et l'appliquez sur la partie affectée.

Renouvelez le pansement de deux heures en deux heures ; et à chaque fois, appliquez le remède aussi chaud que le malade pourra le supporter.

Nota. L'entorse peut arriver à différentes parties du corps, mais la plus fréquente est celle du pied ; le repos est absolument nécessaire, et il faut traiter ce mal immédiatement après l'accident afin d'éviter l'enflure qui ne se dissiperait que très-difficilement.

Contre les contusions légères.

Mettez du miel froid sur la meurtrissure et couvrez-la d'une compresse.

Contre les fortes contusions.

Prenez des gâteaux de cire avec le miel qu'ils contiennent ; faites bouillir le tout ensemble dans du vin rouge jusqu'à consistance d'onguent.

Étendez-le sur le côté interne d'une peau de mouton récemment écorché, couvrez-en la partie blessée et réitérez l'application selon le besoin.

On peut préparer d'avance l'onguent ci-dessus.

Cataplasme pour guérir promptement les contusions.

Pilez des feuilles récentes de bouillon blanc, appliquez-les sur la partie meurtrie, et maintenez le cataplasme à l'aide d'un bandage approprié.

Si c'est une contusion qui ait occasionné une plaie et qu'elle saigne, vous l'essuierez, vous l'étuverez avec du vin blanc un peu tiède, et vous la couvrirez du cataplasme désigné ci-dessus.

Contre les coupures.

Contusez du persil, ajoutez de l'huile d'olives et un peu de sucre en poudre.

De ce mélange formez-en un léger cataplasme que vous appliquerez sur la partie offensée, après avoir réuni les lèvres de la plaie.

Ce remède étant employé immédiatement après l'accident, empêche la plaie de dégénérer en putréfaction et il en opère promptement la guérison.

La racine fraîche de grande consoude, râpée et appliquée sur une coupure après avoir rapproché les bords de la plaie devient un excellent glutinatif, mais il faut l'employer aussi immédiatement après l'accident.

Contre les brûlures.

Prenez du miel, du sucre, de l'huile d'olives et du vin, autant de l'un que de l'autre.

Battez et mélangez le tout ensemble; imbibez-en des compresses que vous appliquerez sur la partie brûlée, et n'attendez pas qu'elles soient sèches pour en renouveler l'application.

Onguent contre les brûlures.

Prenez : Fiente de cheval, de porc, de bœuf ou de vache,
peu importe,. pourvu qu'elle soit récente,
une livre. . . . . 500 gram.
Axonge, huit onces. 250

Fricassez le tout ensemble sur un feu modéré pendant un quart d'heure au moins, l'agitant sans cesse. Exprimez la matière à travers une grosse toile; conservez-en le produit dans des pots.

Cet onguent sert contre les brûlures, occasionnées soit par un fluide bouillant, soit par le feu ou par la poudre.

On l'étend sur du papier brouillard qu'on applique immédiatement sur la partie brûlée; on met un linge fin pardessus, puis une bandelette convenable, et on renouvelle l'application du même remède quatre ou cinq fois par jour.

Si la brûlure est à la figure, il faut l'oindre avec la barbe d'une plume et n'employer ni papier ni linge; si c'est à une main, on fait liquéfier l'onguent (c'est ce qu'il faut faire chaque fois qu'on s'en sert): on en imbibe du papier de soie, et on le place entre les doigts de manière à les empêcher de devenir adhérents les uns aux autres.

Remède souverain contre les engelures non ulcérées.

Prenez : Écorce seconde et récente d'orme, deux poignées.
Eau commune, deux litres.

Faites bouillir le tout ensemble jusqu'à réduction de la moitié, et passez avec expression à travers une forte toile.

On fait chauffer la colature pour s'en servir ; il suffit d'en laver plusieurs fois par jour la partie douloureuse et de ne pas l'essuyer.

Le remède est infaillible.

Onguent contre les engelures ulcérées.

Prenez : Beurre frais sans sel, deux onces.   64 gram.

        Poix blanche, deux onces. . .   64

        Cire jaune, deux onces. . . .   64

Faites liquéfier le beurre, la poix et la cire ; puis ajoutez-y, hors du feu, deux ou trois pincées de fleurs de souci sèches et réduites en poudre.

Après le refroidissement, projetez-y deux ou trois cuillerées d'esprit-de-vin.

On étend cet onguent sur du linge fin, blanc de lessive, pour en couvrir la partie malade, et on renouvelle le pansement deux fois par jour.

Contre l'enflure des pieds, occasionnée par la fatigue ou par une fluxion.

Prenez de la fiente récente de bœuf ou de vache ; mettez-la dans un pot avec de bon vin rouge, de l'un à proportion de l'autre ; faites bouillir le tout ensemble jusqu'à consistance de cataplasme.

On l'applique sur la partie enflée aussi chaud que le malade peut l'endurer, et on le renouvelle deux fois par jour jusqu'à ce qu'il soit guéri.

Si l'enflure se fixe sur une autre partie du corps, on la couvre du même cataplasme.

Contre les piqûres des frelons et des abeilles.

Il suffit d'appliquer de la fiente fraîche de bœuf ou de vache sur la partie douloureuse, immédiatement après l'accident ou au moins le plus promptement possible.

Aucun autre remède ne pourrait produire un effet plus prompt; car, dès l'instant de son application, il éteint le feu de l'inflammation, calme les douleurs occasionnées par les piqûres, et il guérit comme par enchantement.

Pommade contre les dartres.

Prenez : Cire blanche, une once. . . . 32 gram.

Huile d'amandes amères, trois onces. 96

Sel de saturne, un gros. . . . 4

Mettez l'huile sur un feu modéré, faites-y liquéfier la cire, puis retirez le vase du feu, et au même instant ajoutez le sel de saturne, agitant le mélange jusqu'à ce qu'il soit refroidi.

On étend ce cérat sur du linge fin et on en couvre les dartres; il faut renouveler l'emplâtre soir et matin.

Pommade contre les dartres.

Prenez des racines de bourrache, écrasez-les de manière à pouvoir en extraire le suc auquel vous ajouterez un peu d'axonge pour en former une pommade que vous ferez sur un feu modéré, en agitant le mélange avec une spatule de bois.

Cette pommade, loin de répercuter les dartres, les rend beaucoup plus apparentes dès le commencement de son emploi, et ensuite les fait disparaître en opérant une prompte et véritable guérison.

Lorsque les dartres sont malignes et invétérées, le malade doit commencer son traitement par une purgation douce; puis boire de la tisanne de patience durant huit jours, avant d'employer la susdite pommade; il se purgera encore durant le traitement et même après; mais si les dartres ne sont ni malignes ni invétérées, une précaution semblable. n'est pas indispensablement nécessaire.

Le malade doit observer un régime adoucissant humectant et rafraîchissant ; tout aliment trop salé, épicé, âcre, échauffant et irritant lui serait nuisible.

Le cresson, la fumeterre et la bourrache servent merveilleusement à dépurer le sang vicié par l'humeur dartreuse.

On peut employer ces trois plantes dans le traitement des maladies cutanées; il faut les écraser, en exprimer le suc, et le malade en boira journellement le matin, à jeun, la contenance d'un verre ordinaire, observant de ne manger que deux heures après.

On ne saurait trop préconiser les effets salutaires du cresson, employé comme dépurateur du sang lorsqu'il est vicié. Par son emploi, on peut guérir toutes les dartres les plus invétérées. Il faut quelquefois le continuer fort longtemps auparavant d'en venir à l'application d'un remède anti-dartreux, mais on est certain de réussir.

J'ai vu des malades qui ne se contentaient pas de boire

du suc de cresson, ils mangeaient journellement toute la plante entière sans nulle assaisonnement.

L'expérience m'a convaincu que l'usage du cresson continué de la sorte, et aussi longtemps que le besoin paraît l'indiquer, peut rétablir et guérir radicalement les phthisiques.

On ne doit pas faire bouillir le cresson, ce serait le priver de son principe aromatique dans lequel réside sa vertu.

Onguent contre la galle la plus opiniâtre.

Prenez un œuf de poule aussi frais que vous pourrez vous le procurer; percez-le pour en faire sortir le blanc; emplissez-le exactement de feuilles de marrube blanc ou noir (peu importe), et de lierre terrestre en pareille quantité et préalablement hachées, y ajoutant une cuillerée de fleurs de soufre.

Lutez l'ouverture de l'œuf avec de la pâte et faites-le cuire sous les cendres chaudes. Il faut ensuite rompre sa coquille pour en retirer le contenu, et y ajouter tandis qu'il est chaud, autant de beurre frais sans sel qu'il en faut pour former une pommade, en pétrissant le tout ensemble.

La manière d'en faire usage est de s'en frotter auprès d'un feu ardent, non-seulement les articulations, mais tout le corps si ce n'est la face.

Un seule friction peut guérir la galle non invétérée; si au contraire la galle est ancienne, il est à propos d'en continuer l'usage durant quatre ou cinq jours, observant de

l'employer chaque soir au moment de se mettre au lit, afin
de favoriser la transpiration, qui dans cette circonstance devient fort salutaire; lorsqu'il faut employer plusieurs œufs,
on peut les préparer tous en une seul fois, car le remède
se conserve plusieurs jours.

Je n'indiquerai nul autre remède contre la galle, parce
que l'expérience m'a démontré que celui-ci est imman-
quable; car au lieu de la répercuter, il en facilite l'érup-
tion d'une manière surprenante; les boutons qui sont entre peau et chair sortent entièrement, et guérissent d'eux-
mêmes si le malade observe ce qui est expliqué ci-dessus.

Cette pommade guérit radicalement la galle la plus opiniâtre ainsi que les dépôts qui en sont le résultat lorsqu'elle
est négligée ou mal traitée.

Le malade ayant terminé les frictions qu'il juge à propos
de faire avec cette pommade pour guérir la galle, doit net-
toyer le plus proprement possible les vêtements à l'usage
de sa personne durant le cours de cette vilaine maladie,
ainsi que tout ce qu'il croit capable de la faire renaître;
il ne doit pas ensuite être étonné de voir sortir quelques
boutons, car c'est l'effet du remède qui possède cette rare
propriété.

Hémorroïdes.

Un bon moyen pour calmer les douleurs des hémorroïdes, c'est sans contredit l'application de plusieurs sangsues au fondement; mais cette méthode, trop dispendieuse
pour les malheureux, n'est point la seule qui peut procurer
du soulagement.

Pour apaiser les douleurs des hémorroïdes, prenez des fleurs de bouillon blanc lorsqu'elles sont encore fraîches ; remplissez-en une bouteille de verre que vous boucherez et exposerez à l'ardeur du soleil jusqu'à ce que là masse ait acquis la consistance de bouillie, c'est ainsi que ces fleurs se convertissent en une liqueur huileuse très-adoucissante.

On s'en sert en liniment pour calmer les douleurs des hémorroïdes.

Bain de vapeur pour les hémorroïdes.

Prenez : Semence de lin, quatre gros. . . 16 gram.
　　　Feuilles récentes de bouillon blanc,
　　　　　deux poignées.
　　　Racines de guimauve, une poignée.
　　　Lait de vache, deux litres.

Faites bouillir le tout ensemble durant un quart d'heure au moins, puis versez la décoction dans un vase de nuit, sur lequel le malade se placera de manière à recevoir toute la vapeur du bain.

Onguent contre les hémorroïdes.

Prenez : Graisse d'anguille, une cuillerée.
　　　Jaune d'œuf frais, un seulement.

Battez et mélangez la graisse avec le jaune d'œuf, vous en obtiendrez une pommade dont vous imbiberez de la charpie, que vous introduirez dans le fondement; vous l'assujétirez à l'aide d'une compresse et d'une bandelette.

Il faut renouveler l'application de cet onguent plusieurs fois par jour.

Pour se procurer de la graisse d'anguille, il faut faire cuire ce poisson dans l'eau, enlever avec une cuillerée celle qui se montre à la surface, ou bien faire rôtir l'anguille et recueillir celle qui en découle.

Contre les hémorroïdes.

Prenez des feuilles récentes de sureau, mettez-les avec une quantité suffisante d'eau dans un chaudron que vous placerez sur le feu et laisserez bouillir jusqu'à ce qu'elles soient réduites en consistance de bouillie, dont vous ferez un cataplasme qu'il faut appliquer le plus chaudement possible sur les hémorroïdes préalablement ointes d'huile d'olives.

On doit renouveler le cataplasme avant qu'il soit refroidi, et le continuer durant dix ou douze heures. Le malade restera au lit, couché sur le ventre, afin de faciliter l'application du cataplasme; il faut se servir d'un morceau d'étoffe pour le maintenir sur les hémorroïdes.

Ce remède est merveilleux contre les hémorroïdes, lorsqu'il n'y a que gonflement des vaisseaux hémorroïdaux, si l'on fait bouillir la seconde écorce de sureau dans du beurre frais sans sel, on aura une pommade capable de calmer les douleurs des hémorroïdes.

On fait des suppositoires avec des feuilles vertes de sureau trempées dans l'huile d'olives, et on s'en sert aussi avec succès contre les hémorroïdes.

Remède souverain contre les pâles couleurs.

Prenez : Sucre fin, quatre onces. . . . . . 125 gram.
Limaille d'acier, quatre gros. . . 16

Faites dissoudre le sucre à une douce chaleur, l'ayant préalablement arrosé d'un peu d'eau commune, puis ajoutez la limaille d'acier et laissez bouillir le tout jusqu'à consistance d'extrait.

Versez cette composition sur une table qui soit propre, et sans lui donner le temps de refroidir, réduisez-la en poudre; ce que vous pourrez faire en vous servant d'une bouteille de verre à l'aide de laquelle vous opérerez aussi facilement qu'avec un rouleau.

La matière étant refroidie et réduite en poudre bien divisée, vous en ferez vingt portions de deux gros (8 grammes) chacune.

La malade prendra deux gros (8 grammes) de cette poudre, le matin à jeun, durant vingt jours consécutifs; à chaque fois elle prendra un bouillon gras ou maigre deux heures après, et elle se promènera avant et après, car l'exercice lui est indispensable; il est aussi de toute nécessité qu'elle se purge avant de commencer le traitement, et l'ayant continué vingt jours consécutifs, elle se purgera une seconde fois.

Si la malade a subi autrefois le flux des menstrues, l'usage du remède que je viens d'indiquer en favorisera le retour, quoiqu'il y aurait longtemps que la cessation aurait eu lieu.

Contre les piqûres et morsures de reptiles venimeux.

Prenez : Feuilles récentes de bardane, une poignée.
       — d'armoise, une poignée.
       — de bouillon blanc, une poignée.
Contusez séparément les trois plantes, afin d'en extraire

le suc, prenez autant de l'un que de l'autre et mélangez le tout ensemble. Il faut que le malade en boive environ trois onces (96 grammes), et il en prendra une pareille quantité de deux heures en deux heures tant que sa position paraîtra l'exiger ; il arrive souvent que la première dose est suffisante.

Le malade doit rester au lit et être assez couvert pour favoriser la transpiration.

Autre remède contre les piqûres et morsures de reptiles venimeux.

Prenez : Feuilles récentes de bouillon blanc, une poignée.
— de croisette, une poignée.
Racines de bardane, une poignée.
Ail, une tête.
Poudre de chasse, la contenance d'un dé à coudre.
Vin blanc, un litre.
Faites bouillir toutes les substances avec le vin jusqu'à réduction de la moitié.

Le malade en boira un verre ordinaire le plus promptement possible : quelquefois cette potion suffit ; mais si le cas paraît en exiger la continuation, il en prendra une pareille quantité de deux heures en deux heures, et il restera au lit étant bien couvert pour favoriser la transpiration.

Une femme occupée à tailler un buisson fut mordue à la cheville du pied gauche, sa jambe enfla considérablement quelques heures après, tout son corps parut enflé jusqu'à la langue ; on lui administra les derniers sacrecrements ; le médecin dit qu'elle était perdue : un paysan dit qu'il la sauverait, et, à cet effet, il proposa de l'enterrer jusqu'au col dans un fossé recouvert de terre ; elle ne pouvait parler, mais elle entendait, et ayant l'esprit présent, elle fit connaître qu'elle n'y consentirait pas : alors on se procura de la terre fraîche dont on fit une couche sur un lit ; on y plaça cette femme et on la recouvrit d'une autre couche de terre.

Ce remède produisit un effet surprenant ; quelques heures suffirent pour faire disparaître l'enflure, et la malade recouvrit la parole et la santé.

Ceci est arrivé en mil huit cent trente-huit, au village de Rioux, commune de Collonges (Corrèze). Un tel fait prouve que la fiente de bœuf ou de vache étant appliquée sur la piqûre d'un frelon ou d'une abeille, peut guérir ainsi que je l'ai écrit dans mon recueil.

Pour les yeux.

Les personnes qui ont mal aux yeux doivent (autant que possible) se tenir le ventre libre, éviter le feu, le vent, la poussière, la fumée et le trop grand air, froid ou chaud, boire très-peu de vin et y ajouter beaucoup d'eau, ne rien manger qui soit trop salé ou épicé, échauffant et irritant ; elles doivent se nourrir d'aliments d'une facile digestion.

Contre les taies sur les yeux.

Faites durcir sous les cendres chaudes un œuf frais ; dépouillez-le de sa coquille et coupez-le en deux. Il faut en extraire le jaune pour lui substituer du vitriol blanc (sulfate de zing) pulvérisé, de la grosseur d'une noisette, et trois fois autant de sucre candi, également réduit en poudre.

Répandez sur l'œuf ainsi préparé quatre ou cinq cuillerées d'eau de rose ; puis rejoignez-en les deux moitiés, et
après l'avoir mis dans un linge fin que vous lierez, vous
le suspendrez au-dessus d'un vase convenable pour recueillir
la liqueur qui en découlera.

Introduisez tous les matins trois ou quatre gouttes de
cette eau dans l'œil malade.

Autre remède contre les taies sur les yeux.

Prenez de la seconde écorce de noyer, des feuilles de buis
et de trèfle, autant de l'un que de l'autre ; faites bouillir le
tout ensemble dans de l'eau commune pendant une demi-
heure.

Introduisez quelques gouttes de ce décocté dans les yeux
malades, et réitérez trois fois par jour.

Pierre divine contre la plupart des maux des yeux.

Prenez : Vitriol de Chypre, quatre onces. ,. 125 gram.
        Sel de nitre, quatre onces. . . . 125
        Alun de Roche, quatre onces. . . 125
        Camphre, un gros. 4

Pulvérisez les trois premières drogues, puis mettez-les
dans un petit pot de terre verni, et ajoutez quelques cuillerées d'eau chaude pour en faciliter la dissolution ; commencez
par un feu modéré et augmentez-en graduellement la vio-
lence, jusqu'à ce que le tout soit complétement fondu ; alors,
ajoutez le camphre, lorsqu'il sera également dissout et incorporé avec les autres drogues, couvrez le pot avec un

couvercle convenable et lutez-le avec de la pâte; laissez refroidir durant vingt-quatre heures.

Cassez le pot, vous y trouverez une pierre verte que vous
en séparerez le plus proprement possible; conservez-la
dans une bouteille de verre exactement bouchée.

Pour faire usage de cette pierre, on en met un gros en
poudre (4 grammes) avec un demi-litre d'eau de puits ou de
fontaine dans une bouteille qu'on bouche exactement.

Cette eau sert contre la plupart des maux des yeux, même
contre ceux qui sont invétérés.

Le matin en se levant, à midi et le soir, on mettra dans
une petite assiette de terre environ une cuillerée de ladite
eau pour la faire légèrement dégourdir sur les cendres
chaudes (il faut toujours tenir la bouteille soigneusement
bouchée), on trempe une compresse de linge fin dans cette
même eau pour en bassiner le front, les tempes et tout l'extérieur de l'œil malade, dans la capacité duquel il faut en
introduire quelques gouttes. Le soir, on applique sur l'œil
une compresse imbibée de la même eau, ce qui n'est pas
absolument nécessaire le matin ni à midi, à moins qu'il survienne une inflammation.

Cette eau n'est point capable de guérir la cataracte, ni la
goutte sereine, mais elle peut guérir une fistule lacrymale,
tenant dessus une compresse qui en soit continuellement
mouillée.

Si les maux dont les yeux sont affectés sont peu consé-
quents et non invétérés, ou qu'on employe cette eau pour
des enfants ou pour des sujets d'une faible complexion, il
suffira de mettre un demi-gros (2 grammes) de la pierre

divine dans un demi-litre d'eau de puits ou de fontaine.

On peut l'employer avec succès contre les plaies, les ulcères et les dartres.

Il faut en séringuer dans les cavités du mal, faire une application immédiate de l'onguent qui paraît convenable, et couvrir l'emplâtre d'une compresse plus étendue, ayant soin de l'entretenir constamment mouillée de ladite eau.

Par ce moyen, l'inflammation s'éteint, les chairs baveuses se dissipent, et la gangrène ne survient pas.

Remède très-efficace contre les taies sur les yeux.

Prenez une poignée de sel de cuisine, mettez-le dans un grand verre que vous remplirez d'eau de puits récemment puisée. Après vingt-quatre heures d'infusion, filtrez et conservez la dissolution dans une bouteille.

Lorsque vous voudrez vous en servir, vous en prendrez un peu dans une cuillère et à l'aide d'un linge fin, vous en introduirez quelques gouttes dans l'œil malade, réitérant la même chose quatre ou cinq fois par jour.

Collyre contre l'ophthalmie commençante.

Délayez avec un peu de lait la pulpe d'une pomme cuite devant le feu pour l'appliquer chaudement sur l'œil malade; ou bien, bassinez-le plusieurs fois dans la journée avec une forte décoction de racines de guimauve, dont vous imbiberez des compresses pour l'en couvrir.

Collyre ophthalmique.

Mettez dans un petit pot vernissé deux verres d'eau

commune ; jettez-y deux ou trois racines fraîches de persil avec du vitriol blanc de la grosseur d'une noisette ; laissez bouillir jusqu'à réduction de la moitié ; coulez-le à travers un linge, et, plusieurs fois dans la journée, bassinez les yeux malades avec la colature.

En peu de jours vous reconnaîtrez les effets dudit remède.

Autre collyre contre les ophthalmies considérables.

Il faut d'abord bassiner les yeux malades avec la décoction de carottes, ensuite avec le suc de cette racine, et réitérer plusieurs fois le jour l'emploi de ce collyre ; de plus, il faut tous les soirs appliquer sur les yeux un cataplasme de carottes râpées , étendu entre deux linges fins.

Ce pansement observé de la sorte produit promptement des effets salutaires contre les ophthalmies opiniâtres.

La tisane de carottes doit devenir la boisson ordinaire du malade jusqu'à ce qu'il soit guéri.

Un organe aussi précieux que la vue mérite bien qu'on veuille faire ce que j'indique pour sa conservation.

Lorsqu'il entre dans les yeux de la chaux , du plâtre ou du mortier dans lequel il y a de la chaux , on ne doit point les laver avec de l'eau ; il faut y introduire de l'huile d'olives.

Les pailles de fer ou d'acier entrées dans les yeux , en sortent facilement en approchant un bon aimant de l'œil ouvert.

Onguent pour fortifier les nerfs et contre la paralysie.

Prenez des feuilles récentes de petite sauge et autant de

4

sabine; faites-les bouillir (avec autant de beurre frais, sans sel, qu'il en faut) sur un feu doux, jusqu'à leur complète dessication; retirez le vase du feu, et tandis que la masse est chaude, exprimez-la de suite à travers une forte toile; conservez le produit dans des pots couverts avec du papier.

Le malade étant près d'un feu ardent, il faut lui frictionner avec cet onguent les articulations des membres paralysés, et réitérer journellement le pansement.

Puis mettre le malade dans son lit et le couvrir assez pour exciter une sensible transpiration.

Pommade contre la sciatique et le rhumatisme.

Prenez : Savon noir, quatre onces. . .   125 gram.

      Eau-de-vie, six onces. . . .   192

Râpez et faites complétement dissoudre le savon dans l'eau-de-vie sur un feu doux, en agitant avec une spatule jusqu'à ce que le tout soit en consistance de pommade; il faut en frictionner la partie douloureuse aussi chaudement que le malade peut l'endurer, et la couvrir du linge dont on s'est servi pour la friction, employant une bande appropriée pour l'y maintenir.

C'est également le soir, au moment de se mettre au lit, qu'il convient d'employer ce remède.

Il est bon contre la sciatique et les affections rhumatismales, pourvu qu'elles ne soient pas accompagnées de fièvre; il fond et résout les sérosités qui tombent sur les parties douloureuses, et il est très-pénétrant.

S'il occasionne un érysipèle à l'endroit sur lequel on en

a fait l'application, on doit en suspendre l'onction, et lotionner la partie avec une décoction de fleurs de sureau faite avec du lait, et après la disparition de l'accident, on peut recommencer le même traitement, mais il faut faire les onctions plus légères.

On peut empêcher le remède d'être aussi pénétrant en ajoutant à l'eau-de-vie une quatrième partie de vin ou un peu d'eau, c'est un bon moyen pour en modérer l'activité.

Liniment merveilleux contre la paralysie.

Prenez : Huile de vers de terre, trois onces.   96 gram.

Esprit-de-vin camphré, une once.   32

Huile de térébenthine, quatre gros.   16

Esprit de sel ammoniac, un gros.   4

Mélangez exactement le tout ensemble et conservez-le dans une bouteille exactement bouchée.

La manière d'employer ce liniment est d'en faire l'onction près d'un feu ardent, ayant préalablement frotté la partie affligée avec un linge sec, afin qu'il pénètre plus facilement.

S'il survient un érysipèle, ce qui arrive quelquefois, il faut ajouter au liniment un peu d'huile d'amandes douces.

Tisane diurétique capable de guérir la sciatique et le rhumatisme.

Prenez : Polypode de chêne, quatre onces.   125 gram.

Hermodactes, quatre onces.   .   .   125

Racines de bardane, quatre onces.   125

Bois de buis , six onces. 192

Eau commune, neuf litres.

Vin blanc, trois litres.

Concassez les hermodactes, contusez le polypode, râpez le buis et incisez la bardane, puis mettez le tout dans un pot vernissé ; versez-y l'eau et le vin pour faire bouillir le tout ensemble jusqu'à la réduction du quart; coulez la liqueur à travers une toile d'un tissu serré ; projetez sur le marc six litres d'eau, deux litres de vin blanc, et faites-le bouillir jusqu'à ce que ce soit diminué du quart.

Plus le malade boira de cette décoction , plus promptement il sera guéri; il faut qu'il en fasse usage pendant quatre jours consécutifs, observant strictement d'en faire son unique boisson.

Il doit se priver de bouillon, potage, salade et fruits ; il peut manger de la viande, donnant la préférence à celle qui est rôtie.

Pommade incomparable contre les débilités nerveuses , et avec laquelle on guérit infailliblement la maladie de saint Guy.

Prenez : Huile d'olives , huit onces. . . 250 gram.

Oranges , quatre.

Mettez les oranges (après les avoir divisées par quartiers) dans un pot vernissé ; ajoutez l'huile, et faites bouillir lentement le tout ensemble durant cinq ou six heures.

Au moment d'aller se coucher , le malade se placera nu près d'un bon feu pour frictionner chaudement chaque articulation de ses membres, mais particulièrement la partie la plus affectée.

Chaque soir, durant neuf jours consécutifs, le malade fera usage de cette pommade nervine.

C'est avec ce remède que j'ai guéri plusieurs sujets affectés de la maladie de saint Guy; j'ai également guéri ceux qui en étaient paralysés et devenus muets par le cruel effet qu'elle produit.

La même pommade possède la propriété de faire perdre le lait aux femmes nouvellement accouchées; il suffit d'en frotter chaudement les mamelles, et de renouveler le pansement matin et soir pour que leur lait se perde dans l'espace de deux ou trois jours au plus.

Pommade contre la teigne.

Prenez environ trois onces (96 grammes) d'axonge en liquéfaction; ajoutez deux onces (64 grammes) de suie réduite en poudre fine et une demi-once (16 grammes) de vitriol blanc; mélangez exactement le tout ensemble.

On fait deux frictions par jour avec cette pommade; il faut en employer à chaque fois la grosseur d'une noix ordinaire.

MM. Mahon frères, possédèrent autrefois le secret de la susdite pommade contre la teigne; ils avaient obtenu l'autorisation de l'expérimenter à Paris sous l'inspection des médecins de l'hôpital des enfants; il parut avantageux dans ses résultats, et maintenant il est connu.

Il y en a qui prétendent qu'on ne peut pas guérir la teigne maligne ou opiniâtre, sans employer l'emplâtre de Bourgogne, remède qui martyrise le patient; càr, étant appliqué sur la tête en forme de calotte, il faut l'enlever avec force;

on arrache ainsi les cheveux jusqu'à leurs racines, ce qu'il faut réitérer fréquemment.

Le remède suivant n'occasionne aucune douleur et guérit radicalement la teigne la plus opiniâtre.

Onguent contre la teigne.

Prenez : Urine d'homme buvant beaucoup
de vin, environ un litre.
Suie de four en poudre fine, une
poignée.
Beurre frais sans sel, une demi-
livre. . . . . 250 gram.
Cire jaune, quatre onces. . . 125
Blanc de baleine, quatre onces. . 125

Mettez l'urine et la suie dans une bassine sur un feu doux, laissez bouillir dix ou douze minutes, passez à travers un gros linge et jetez la suie ; remettez la colature dans la bassine après l'avoir nettoyée, ajoutez le beurre ainsi que la cire, et après une heure d'ébullition prolongée sur un feu doux, ajoutez le blanc de baleine, et laissez bouillir lentement jusqu'à ce que le tout, bien incorporé ensemble, ait acquis la consistance d'un onguent.

Lorsqu'on veut s'en servir, on le fait liquéfier pour en oindre le cuir chevelu deux fois par jour, et on couvre la tête du malade avec une calotte de vessie de porc ; la même peut servir une semaine entière.

Il faut non-seulement couper les cheveux avec des ciseaux, mais même avec un rasoir lorsqu'il sera possible ; c'est-à-dire lorsque les croûtes seront tombées, observant, avant et après, de les couper au fur et à mesure qu'ils pousseront.

Le malade boira, durant le cours du traitement, de la tisane faite avec des racines de patience et de bouillon blanc.

Je puis assurer que ce remède est merveilleux dans ses effets et qu'il opère des cures surprenantes.

Remède contre les loupes.

Prenez de petites marguerites de prés, racines, feuilles et fleurs, s'il se peut; nettoyez-les, faites-les cuire avec du vin blanc dans un pot; bassinez la loupe avec la décoction, et appliquez le marc en cataplasme aussi chaud que le malade pourra le supporter; réitérez le même pansement soir et matin, et chaque fois renouvelez le cataplasme; vous pouvez en préparer pour plusieurs jours, mais il faut qu'il soit chaud pour s'en servir.

Ce remède est très-efficace; il a été expérimenté sur plusieurs personnes et a parfaitement réussi. Il n'en est pas toujours ainsi des remèdes corrosifs; car ces derniers peuvent occasionner des ulcères cancéreux.

L'onguent de Canet guérit infailliblement les loupes les plus anciennes; il est vrai qu'il agit lentement; mais il est également vrai qu'en persistant dans son emploi, on peut guérir une loupe de trente ans, tant énorme qu'elle puisse être.

Onguent contre les loupes et les tumeurs scrophuleuses.

Prenez : Huile d'olives, deux livres. . . . 1,000 gram.

Minium, huit onces. 250

Céruse, huit onces. 250

Cire jaune, huit onces. . . . 250

Térébenthine de Venise, trois

onces. 96

Mettez l'huile, la cire et le minium dans une bassine sur un feu modéré, agitez la matière jusqu'à ce qu'elle soit réduite en consistance d'onguent; alors ôtez la bassine de dessus le feu, ajoutez la térébenthine, et agitez encore pour en opérer le mélange.

Faites liquéfier la masse en plaçant de nouveau la bassine sur un feu doux, ajoutez la cire et laissez bouillir jusqu'à consistance solide; laissez refroidir l'onguent, et conservez-le dans des pots, dans un endroit sec.

Il est émollient, fondant et résolutif. On peut s'en servir avec succès contre les loupes et les tumeurs scrophuleuses; il faut le faire liquéfier à une douce chaleur, afin de pouvoir l'étendre facilement sur du linge fin, faisant en sorte que l'emplâtre excède l'étendue du mal, et l'y laisser plusieurs jours pour que la tumeur puisse se résoudre ou parvenir à suppuration.

Cet onguent est également bon contre les tumeurs des mamelles produites par un lait grumelé; il guérit les panaris et les maux d'aventure, après avoir déterminé la suppuration qu'il entretient selon l'indication; il cicatrise la partie abcédée et fond la dureté s'il en existe.

Eau contre le goître.

Prenez une éponge fine un peu plus grosse que le poing;

imbibez-la d'autant de bonne eau-de-vie qu'elle en pourra contenir, mettez-la dans le milieu d'une tourtière de cuivre étamée, et l'entourez avec une bonne poignée de racines de porreau ; couvrez la tourtière et faites un grand feu dessus et dessous jusqu'à ce que le tout soit réduit en charbon, puis jetez-le dans un chaudron avec deux litres d'eau de rivière et deux onces (64 grammes) de soufre commun ; faites bouillir sans le mettre sur le feu, par le moyen de dix à douze gros cailloux de rivière rougis dans le feu ; vous les laisserez dans le chaudron tant qu'ils produiront l'ébullition de l'eau ; retirez-les, filtrez la liqueur à travers le papier gris, et conservez-la dans une bouteille de verre bien bouchée.

La personne atteinte du goître en prendra, pendant un déclin de lune, deux cuçillerées le matin à jeun et pareille quantité le soir, deux heures après avoir mangé, ayant soin d'observer la même méthode le mois suivant, si la tumeur n'est pas entièrement dissipée.

Autre remède contre le goître.

Prenez :   Petite sauge, deux poignées.
             Éponge fine, de la grosseur du poing.
             Eau commune, dix litres.
             Miel de Narbonne, une livre. .   . 500 gram.

Faites bouillir la sauge avec l'eau jusqu'à réduction de la moitié, passez à travers un linge et ajoutez le miel à la colature ; faites bouillir le mélange jusqu'à ce qu'il ait acquis la consistance de sirop, et conservez-le pour l'usage ci-après désigné.

Faites calciner l'éponge dans un creuset couvert jusqu'à ce qu'elle soit réduite en charbon et non en cendre ; après l'avoir pulvérisée et passée au tamis de soie , ajoutez-y le sirop pour en composer des pilules.

Le malade en prendra trente-six grains ou un gros au plus (2 grammes ou 4 grammes au plus) à l'heure de son sommeil , observant de les mettre seulement sur la langue pour les y laisser fondre très-lentement.

Nota. On peut torréfier l'éponge de manière à ce qu'elle contienne une plus grande quantité d'iodure , ce qui la rendra encore plus efficace.

Éponge torréfiée.

Prenez de l'éponge brute , fine , compacte et serrée , et qui n'ait pas été lavée ; divisez-la par petits morceaux pour en isoler le gravier , les coquillages ou autres débris calcaires ; frappez-la dans un sac de toile claire afin d'en séparer la poussière.

L'éponge étant ainsi préparée , mettez-la dans un brûloir semblabe à celui dont on se sert pour le café , et torréfiez-la à un feu de charbon modéré , jusqu'à ce qu'elle devienne d'un brun noirâtre ; retirez-la aussitôt , pulvérisez-la , et après l'avoir passée à travers un tamis fin , renfermez-la dans un bocal de verre que vous boucherez exactement.

De quelle manière qu'on traite le goître , les purgatifs proportionnés au tempérament du malade peuvent favoriser les effets du remède.

Pommade souveraine contre le goître.

Prenez : Hydriodate de potasse, une once.   32 gram.

Axonge de porc, six gros. . .   24

Malaxez et incorporez ensemble l'hydriodate et la potasse en triturant les deux substances dans un mortier de porcelaine.

La manière d'employer cette pommade est d'en frictionner tous les soirs la partie affectée ; il faut l'entretenir chaudement, ne point boire d'eau froide, se purger tous les huit jours avec le sulfate de magnésie, et de plus faire l'application d'un cautère au bras.

Si le remède occasionne une inflammation accompagnée de vives douleurs, il faut en suspendre l'emploi et le reprendre immédiatement après la disparition des accidents ; durant l'intervalle, on se sert d'une décoction de fleurs de sureau pour en bassiner la partie douloureuse et enflammée ; on la couvre d'une compresse imbibée de la même décoction, observant de la renouveler souvent.

Ce remède a guéri plusieurs personnes qui avaient supporté durant un long laps de temps la difformité résultant du goître dans ses progrès.

De plus, il est bon contre les loupes charnues et les tumeurs scrophuleuses ; mais les malades guériront à moins de frais ; car l'iode, l'iodure de potassium ou l'hydriodate de potasse, sont des substances dont le prix encore élevé s'oppose à ce que les pauvres puissent en faire longtemps usage. C'est parce que les médecins ont considérablement accru l'emploi de telles substances, en les appliquant sous toutes les formes, qu'il a été constaté par l'expérience que l'iodure de potassium est un agent thérapeutique très-efficace. On peut l'administrer intérieurement à petites doses, et en augmenter graduellement la quantité jusqu'à un gros (4 grammes) par jour ; alors il est inoffensif ; mais l'iode pris intérieurement à la même dose, déterminerait (suivant M. Orfila) l'ulcération de l'estomac et occasionnerait la mort.

L'iodure de potassium possédant les propriétés médicales de l'iode pur, et ne mettant point le malade en danger de mort, mérite donc la préférence ; néanmoins, il faut tâtonner au début du traitement, afin d'agir aussi consciencieusement que méthodiquement.

Je vais donner des recettes dont l'exécution est facile, non dispendieuse, et n'exigeant pas cette circonspection qui ne peut être bien observée que par le praticien le plus éclairé.

Onguent contre les écrouelles.

Ayez un gros crapaud vivant ; placez-le sous un pot neuf, dans un endroit sec, pendant sept ou huit jours ; alors ayez un pot neuf, mettez-y douze onces (384 grammes) d'huile d'olives, placez-le près du feu ; lorsqu'elle entrera en ébullition, vous y jeterez le crapaud ; laissez bouillir jusqu'à ce qu'il soit entièrement sec ; ajoutez quatre onces (128 grammes) de cire jaune, ayant préalablement retiré le crapaud, agitez le mélange jusqu'à ce que la cire soit liquéfiée, et qu'en refroidissant il ait acquis la consistance d'un cérat un peu solide.

On le conserve dans des pots couverts avec du papier ; on

étend cet onguent sur du linge neuf, et on l'applique matin et soir sur la partie affligée ; il faut continuer le même pansement jusqu'à parfaite guérison, et même durant deux mois après.

Ce remède opère avec plus d'efficacité sur les écrouelles ulcérées que sur celles qui ne le sont pas ; mais il faut en seconder les effets par des purgatifs doux, qu'on administre tous les huit jours, si rien ne s'y oppose. L'usage du vin majeur peut devenir un puissant auxiliaire ; c'est un excellent dépurateur du sang ; c'est sous ce rapport que de célèbres médecins l'ont fréquemment employé avec succès.

Les écrouelles bénignes sont blanches ; elles ne produisent ni douleur ni inflammation ; elles peuvent persister longtemps, sans occasionner de fâcheux accidents ; même il arrive quelquefois qu'elles cèdent promptement à la puissance des bons remèdes. Mais les écrouelles malignes qui sont rouges, livides, enflammées, douloureuses, et qui s'étendent jusqu'aux os dont elles occasionnent la carie, sont vraiment difficiles à guérir, et exigent la patience du médecin et du malade ; néanmoins elles ne sont pas incurables.

Les feuilles vertes de nicotiane pilées et appliquées marc et jus sur les ulcères scrophuleux, sont préférables à tous les onguents qu'on emploie communément ; j'en ai obtenu le résultat le plus satisfaisant en employant pour remède interne le suc de souci, et réitérant fréquemment les purgatifs appropriés au tempérament du malade.

Emploi du souci pour la cure des scrophules.

Le malade étant purgé deux fois dans l'espace de cinq

ou six jours, prend, dès le lendemain de la seconde médecine, un demi-verre de suc de souci avec autant de vin
blanc.

Il doit prendre journellement cette potion le matin à
jeun, ne manger que deux heures après, et en continuer
l'usage jusqu'à ce qu'il soit guéri.

Il faut qu'il s'abstienne de boire froid, de manger des
fruits crus, ni rien qui soit trop salé ou épicé; le laitage et
la pâtisserie sont contraires.

J'ai vu des scrophuleux qui, à la suite d'un régime des-
séchant, étaient dévorés par une soif inextinguible; on leur
prescrit ordinairement de boire du meilleur vin qu'ils peuvent se procurer, tandis que ceux que j'ai guéri ne buvaient
que de l'eau commune.

Pour extraire le suc du souci, on pile toute la plante,
si ce n'est la racine; on le presse entre les mains, puis on
le passe sans expression à travers un linge; on prend la
quantité désignée; on y ajoute autant de vin blanc, et
après quelques minutes de repos, on le donne au malade.

Ce n'est que durant les grands froids de l'hiver que l'on
ne peut plus se procurer la susdite plante.

Il faut renouveler journellement le suc destiné au malade; car il se corrompt si promptement, que celui de la
veille lui serait nuisible.

Il faut que, durant le cours du traitement, il soit purgé
tous les huit jours.

On doit couvrir et entretenir chaudement la partie malade, et l'étuver journellement avec le meilleur esprit-de-
vin qu'on pourra se procurer.

Le malade doit s'assujettir à boire de l'eau de rivière, s'il en a à sa disposition; autrement il boira de l'eau de puits ou de fontaine, l'ayant préalablement fait bouillir ; car, ainsi que je l'ai déjà dit, il doit s'abstenir de boire froid.

Si la tumeur non abcédée avant le traitement produit un ulcère, et qu'il en sorte comme de petites pierres ayant de la ressemblance avec la coquille d'un œuf bien écrasé, c'est un bon présage.

Si c'est une fille qui n'ait pas encore eu ses ordinaires, qui subisse un tel traitement, elle en sera fatiguée; mais ce n'est pas un motif assez puissant pour empêcher la continuation du même remède; car dès l'apparition des purgations menstruelles, elle se trouvera parfaitement rétablie.

C'est avec ce remède pris intérieurement, et les feuilles récentes de nicotiane appliquées à l'extérieur, que j'ai guéri, il y a environ treize ans, les deux enfants de Roy, plafonneur à Poitiers, rue Saint-Spicien; ils avaient l'un et l'autre une grande quantité d'ulcères scrophuleux répandus sur toute l'habitude du corps; ils n'y ont jamais appliqué nul autre topique que celui que constitue les feuilles de nicotiane écrasées; ils employaient le suc et le marc; l'un était scrophuleux depuis neuf ans, et l'autre depuis dix. Néanmoins tous les deux ont été guéris dans l'espace de trois à quatre mois; il ne leur est jamais rien survenu depuis.

Des tumeurs scrophuleuses dont l'induration n'avait pu se résoudre ni parvenir à suppuration, sont devenues molles, et se sont abcédées (ainsi que je l'ai éprouvé) en mélangeant de la fiente de chèvre avec de la farine d'orge et de l'oxycrat, de manière à réduire le tout en consistance de cataplasme.

Le malade en faisait l'application deux fois par jour sur l'étendue de la tumeur, et la couvrait de manière à l'entretenir chaudement.

J'ai guéri des ulcères scrophuleux en employant l'onguent de Manége, auquel j'ajoutais de la pierre médicinale réduite en poudre fine; le tout étant exactement mélangé, le malade en appliquait soir et matin sur les ulcères; de plus, il se purgeait tous les huit jours et buvait journellement de la tisane de gentiane.

J'ai également guéri des tumeurs écrouelleuses, en les faisant parfumer matin et soir, durant un mois et quelquefois plus, avec du vinaigre dans lequel on éteignait des cailloux rougis au feu. Le malade se plaçait de manière à ce que la partie affectée pouvait en recevoir toute la vapeur.

On retire le caillou lorsqu'il ne produit plus son effet, et on le remplace par un second également rouge comme braise. On peut, selon leur grosseur, en employer plusieurs à chaque fois.

J'ai guéri avec ce remède des scrophuleux, dont le mal fixé au genou occasionnait la claudication, au point qu'étant appuyés sur des béquilles, ils pouvaient à peine se traîner.

Lorsque j'ai employé le même remède contre des tumeurs scrophuleuses non fixées aux articulations, mais au col, je me suis servi de l'emplâtre de savon, dont on couvrait la partie malade immédiatement après la fumigation, et le malade se purgeait tous les huit jours avec le sulfate de magnésie.

Il faut également employer l'emplâtre de savon contre le goître et les tumeurs écrouelleuses qu'on traite par les frictions de la pommade d'hydriodate de potasse. Lorsqu'il arrive que ces remèdes occasionnent la rubéfaction, il faut en suspendre l'emploi et recommencer immédiatement après la disparition de l'accident, et durant l'intervalle on se contente d'étuver la partie affligée avec une décoction de fleurs de sureau faite avec du lait ; on en imbibe des compresses que l'on applique sur la même partie, ayant soin de les entretenir constamment humides.

La racine de gentiane en tisane favorise puissamment l'effet de tous les remèdes extérieurs qu'on emploie pour le traitement des scrophules.

Contre la chute ou descente du fondement.

Faites brûler lentement sur un feu de charbon, du genêt vert coupé par petits morceaux ; placez l'enfant de manière à ce qu'il puisse recevoir sans nulle incommodité toute la fumée qui s'en élèvera ; réitérez journellement le même remède, le malade sera promptement rétabli.

Pour faire rentrer le rectum et en prévenir la chute.

Mettez un gros-caillou dans le feu ; lorsqu'il sera rouge, vous le mettrez dans un vase contenant de fort vinaigre ; qu'ensuite le malade soit placé sur une chaise percée „ entouré d'une couverture pour en recevoir la vapeur.

Avant de recevoir ce parfum, on doit réduire doucement l'extrémité du boyau avec un morceau de linge imbibé

5

de beurre frais sans sel ou d'huile d'olives, ce que l'on doit également faire lorsqu'on emploie le remède indiqué plus haut.

Contre les hernies des enfants.

Mettez une bonne poignée de persil dans un litre d'alcool; bouchez la bouteille, laissez infuser durant huit ou dix jours; coulez la liqueur à travers un linge, conservez-la dans une bouteille de verre exactement bouchée.

On applique sur l'ouverture de l'anneau par où l'intestin a pu se dérober une compresse de linge fin en quatre doubles, imbibée de cette liqueur, et on l'entretient constamment mouillée, la renouvelant selon le besoin.

Il faut préalablement réduire exactement l'intestin déplacé, . et le maintenir à l'aide d'un suspensoir sans trop comprimer la hernie.

Autre remède contre les hernies.

Il suffit de prendre pendant cinq ou six jours et plus, si le besoin l'exige, environ un plein dé à coudre de poudre de racines de sceau de Salomon et autant de celle de racines de bardane, l'une et l'autre étant desséchées au four et ensuite pulvérisées.

Si c'est pour un homme, on y ajoute une pincée seulement de la racine de bryone également séchée au four, et ensuite réduite en poudre impalpable ainsi que les deux autres.

On passe séparément lesdites poudres au tamis fin ; on fait le mélange de la quantité désignée, et on prend le remède le matin à jeun deux heures avant de manger, et le soir deux heures après, soit dans du vin rouge, du vin blanc ou du bouillon; il est à propos d'observer un repos absolu durant les premiers jours du traitement.

Remède merveilleux pour guérir radicalement les hernies.

Concassez vingt-cinq ou trente noix de cyprès; mettez-les dans un pot vernissé; ajoutez-y une grosse grenade fendue en quatre, sans en ôter les pepins, et à défaut du fruit, employez les fleurs du grenadier, une demi-poignée peut suffire. Projetez par-dessus les substances, un litre et demi de bon vin rouge; faites bouillir le tout ensemble jusqu'à réduction du tiers, ayant soin de tenir le pot exactement couvert.

Passez avec expression la liqueur à travers un linge d'un tissu serré, et conservez-la dans une bouteille de verre bien bouchée.

Après avoir opéré la réduction de la hernie, le malade prendra le matin à jeun, trois heures avant de manger, et le soir au moment d'aller au lit, trois heures après avoir soupé, environ quatre onces (**128** grammes) de la susdite liqueur; ce poids peut équivaloir à la contenance d'un verre ordinaire. Cette dose est pour les hommes, il faut la diminuer à raison de l'âge et du tempérament; même on emploie du vin blanc pour les enfants auxquels le vin rouge exciterait de la répugnance.

Le malade doit en prendre deux fois par jour jusqu'à ce qu'il soit parfaitement guéri, à moins qu'il survienne une contre-indication.

De plus, on appliquera soir et matin sur la hernie réduite exactement, le cataplasme suivant par-dessus lequel on
appliquera aussi une compresse et un bandage pour le maintenir en respect sur la partie affligée.

*Cataplasme pour aider à guérir la hernie traitée selon la mé-
thode indiquée ci-dessus.*

Pilez le marc qui aura resté dans le linge qui a servi à
passer la liqueur ci-dessus; mettez-le dans un pot, ajoutez-
y une poignée d'argentine et une demi-poignée de racines
de grande consoude également écrasée; ajoutez autant de
bon vin rouge qu'il en faut pour faire bouillir et cuire le tout
ensemble, jusqu'à consistance de cataplasme.

On en fait l'application sur la hernie le plus chaudement
que le malade peut l'endurer.

Si l'on traite un enfant, non-seulement il faut diminuer
la quantité de la liqueur désignée plus haut, mais il suffit de
ne lui en donner qu'une seule fois par jour, le matin à
jeun longtemps auparavant qu'il déjeûne.

C'est un remède dont on ne saurait trop faire l'éloge;
car ses propriétés sont admirables, pourvu qu'on observe le
repos qui est indispensable en pareil cas.

On peut récolter en toute saison les noix de cyprès,
pourvu qu'elles soient vertes sur l'arbre; on peut en faire
provision d'avance, les faisant sécher à l'ombre.

C'est le cyprès pyramidal qui doit fournir les fruits dont
on se sert dans la composition de ce remède.

Cataplasme pour favoriser la rentrée de la hernie.

Faites un cataplasme avec de la semence de lin que vous ferez bouillir dans du lait frais pendant un quart d'heure, afin qu'il soit assez épais pour tenir entre deux linges. Vous l'appliquerez sur la partie affligée aussi chaud que le malade pourra le supporter, et vous le renouvellerez de deux heures en deux heures, jusqu'à l'entière réduction de la hernie. Pour en faciliter la rentrée, le malade se tiendra couché sur le dos, les genoux pliés et les pieds plus élevés que la tête.

Ensuite, on commencera l'usage du remède indiqué durant le cours du traitement même, quelque temps après, le malade se servira d'un bandage pour contenir la hernie et empêcher qu'elle ne se caractérise de nouveau, ce qui pourrait arriver si la dilatation de l'anneau n'était pas assez raffermie auparavant d'y renoncer.

Cataplasme propre à la réduction de la hernie.

Prenez de la moulée qui se trouve dans les auges des couteliers et taillandiers; fricassez-là avec autant d'axonge de porc; placez le cataplasme entre deux linges fins et appliquez-le très-chaud sur la hernie, le malade étant au lit et occupant la position dont il a été parlé. Si la descente est irréductible par adhérence, et qu'il y ait des accidents, tels que : vomissements d'excréments, colique, etc., il faut nécessairement en venir à l'opération.

La fiente de vache appliquée récente peut également faire rentrer la hernie réductible.

La situation du sujet pouvant favoriser l'effet des remèdes employés dans la cure des hernies, j'observerai qu'il doit toujours se coucher du côté opposé à la descente et s'y assujettir exactement.

Bonne méthode pour réduire une hernie.

Le malade ayant le ventre en bas doit s'appuyer sur ses genoux et sur ses coudes, et pencher sa tête entre ses bras.

Ordinairement il reste très-peu de temps dans une telle situation sans que la réduction de la hernie s'opère d'elle-même.

Cataplasme pour les hernies occasionnées par les eaux ou par les vents.

Prenez : Farine de fèves, trois onces. . . 96 gram.
— de lupins, deux onces. . . 64
Fleurs de camomille, une pincée.
Roses rouges sèches, une pincée.
Un peu de miel, et autant d'eau commune.
Huile de laurier, trois onces. . . 96

Faites cuire les farines et les fleurs dans l'eau et le miel (employant la quantité nécessaire) jusqu'à la consistance de bouillie; ajoutez ensuite l'huile de laurier, étendez cette matière sur un linge, et appliquez-la chaudement sur la partie malade trois ou quatre fois par jour.

Si vous ne pouvez pas vous procurer de l'huile de laurier, prenez des feuilles ou des baies de cet arbrisseau, écrasez-les, et faites-les cuire dans de l'huile d'olives ; passez avec expression à travers un gros linge et servez-vous de la colature.

Pommade pour les descentes charneuses des enfants et des adultes.

Prenez : Racines de grande consoude, deux poignées.

Beurre frais sans sel, huit onces. 250 gram.

Coupez les racines par rouelles, et mettez-les avec le beurre dans une casserole de terre sur un feu doux.

Faites bouillir le tout ensemble jusqu'à ce que les racines soient entièrement desséchées ; passez avec expression à travers un linge d'un tissu serré et conservez la pommade dans des pots que vous couvrirez avec du papier, lorsqu'elle sera entièrement refroidie.

On l'étend sur un linge, et on l'applique sur l'ouverture dont la dilatation a favorisé le déplacement des parties dont la hernie est composée ; on applique par-dessus l'emplâtre une compresse en plusieurs doubles, et on bande fortement l'appareil ayant préalablement réduit exactement la hernie.

Cette pommade sert utilement aux enfants et aux adultes, tandis qu'ils prennent le remède composé de racines de Salomon et de bardane réduites en poudre fine.

Ce n'est que pour les hommes (ainsi que je l'ai dit) qu'on ajoute une pincée seulement de poudre de racines de bryone desséchées au four.

Les enfants prennent ce remède sans nulle difficulté, car il n'excite aucune répugnance ; on met la portion désignée dans leur soupe ou dans la bouillie qu'on leur fait manger.

Il suffit de leur en donner une seule fois par jour, mais préférablement le matin.

Il est à ma connaissance qu'il produit le résultat le plus satisfaisant.

Lavement pour adoucir et fortifier les intestins, et même rappeler leur mouvement naturel, lorsque les excréments endurcis occasionnent des coliques et autres accidents à ceux qui ont des hernies.

Prenez : Sucre, deux gros. , ... 8 gram.

Huile de noix, deux onces. . . . 64

Du meillenr vin rouge, trois onces. 96

Faites dissoudre le sucre dans l'huile et le vin, et faites tiédir le tout pour un lavement.

On peut le réitérer de trois heures en trois heures.

Comme il importe fort peu aux malades syphilitiques de connaître l'époque de l'apparition en Europe de la maladie dont ils sont atteints, et qu'il est plus important pour eux d'en détruire le virus, je me bornerai à indiquer des remèdes faciles; ils n'en sont pas moins efficaces; je me serais abstenu de parler de cette honteuse maladie, si les coupables étaient les seules victimes; mais un accoucheur, une sage-femme, une nourrice et l'enfant allaité peuvent la contracter innocemment.

Contre la gonorrhée.

Faites brûler des sarments de vigne dans un lieu propre afin d'en recueillir la cendre ; faites-en une lessive, et n'en

prenez que le clair que vous donnerez à boire trois fois par
jour; un verre ordinaire le matin à jeun, un autre à midi,
et autant le soir longtemps après avoir mangé.

Contre l'écoulement involontaire de la semence génitale.

Prenez des pepins de melons mondés ou non, peu importe, contusez-les dans un mortier de marbre en y ajoutant
de l'eau récemment puisée; puis passez avec expression à
travers un gros linge vous aurez une très-bonne émulsion.

Vous en donnerez au malade le matin à jeun, étant encore
au lit, la contenance d'un demi-verre ordinaire, vous y ajouterez un peu de sucre et ferez tiédir la potion qu'il prendra ainsi ni plus ni moins, durant trois ou quatre jours.

Il faut aussi lui oindre les reins avec de l'onguent rosat,
chaque fois qu'il prendra le remède.

Contre la grosse vérole.

Prenez : Racines de bardane, huit onces. 250 gram.
Vin blanc, une livre. 500
Eau commune, une livre. . . . 500
Séné, deux onces. 64

Faites bouillir les racines préalablement incisées par tran-
ches avec l'eau et le vin blanc jusqu'à réduction de la moitié;
vers la fin, ajoutez le séné; un instant après, passez avec
expression à travers une forte toile.

Le malade boira le matin à jeun et étant au lit, huit onces
(250 grammes) de ladite décoction; de plus, il provo-
quera la transpiration en employant des bouteilles de grès

remplies d'eau bouillante, en se les plaçant aux pieds, aux genoux, aux cuisses et aux aisselles, de manière à ce qu'il puisse suer au moins durant une heure entière.

A défaut de bouteilles on peut mettre des cailloux dans le feu, et lorsqu'ils seront suffisamment chauds, les envelopper séparément dans du linge, et les placer également aux pieds, aux genoux, aux cuisses et sous les aisselles.

On n'emploie ce remède qu'après une saignée et une purgation, et on le continue durant quinze ou vingt jours.

Le malade doit observer le régime de la diète et ne boire que de la tisane de bardane; après ce temps écoulé, il prendra tous les matins la décoction de bardane avec le vin et l'eau, sans y ajouter le séné et sans observer le régime de la diète; mais il fera toujours bien de ne pas satisfaire entièrement son appétit.

Autre remède merveilleux contre la vérole.

Prenez : Miel, trois livres. . . . . . 1,500 gram.

> Feuilles et fleurs de souci, une livre. 500
>
> Bois de buis râpé, huit onces. . . 250
>
> Aloës hépatique, trois onces. . . 96
>
> Vinaigre d'esquille, deux onces. . 64
>
> Canelle en poudre fine, deux onces. 64

Contusez le souci; passez avec expression pour en extraire le suc; mettez-en trois livres (1,500 grammes) avec le miel dans un pot vernissé; lavez l'aloës avec de l'eau de rose, et l'ayant réduit en poudre, jetez-le dans le même pot, y ajoutant le vinaigre d'esquille; versez-y de la décoction que vous aurez faite avec le buis autant qu'il en faudra pour couvrir toutes les substances, et même les surpasser de cinq ou six doigts ; alors faites bouillir le tout ensemble durant une demi-heure, ayant soin de l'écumer ; ajoutez la canelle, et laissez bouillir un quart d'heure de plus ; retirez le pot du feu, laissez refroidir, ensuite mettez la liqueur dans une bouteille, bouchez-la exactement, et conservez-la dans un lieu frais.

La manière d'en faire usage consiste à en faire tiédir la contenance d'un verre ordinaire, pour que le malade le prenne le matin à jeun, de deux jours l'un ; on peut mettre jusqu'à trois ou quatre jours d'intervalle lorsque le mal n'est pas trop invétéré.

Le malade doit mâcher quelque chose qui soit acide, immédiatement après avoir pris la potion ci-dessus.

On peut appliquer avec succès l'onguent de Manége sur le mal apparent.

S'il existe des chancres, soit intérieurement ou extérieurement, il suffira d'employer l'eau divine en injection ou d'appliquer sur le mal des compresses qui en soient imbibées, et les entretenir constamment mouillées de la même eau.

Rage.

Les funestes effets que la rage produit rendent cette maladie si épouvantable, que l'alarme se répand dans le pays où quelqu'un est mordu par un animal enragé ; c'est particulièrement dans les campagnes que ce fléau exerce ses ravages.

Je pourrais citer plusieurs cas d'hydrophobie ; mais c'est trop affligeant, et le public n'en est que trop instruit.

Le virus de cette cruelle maladie reste si longtemps dans le corps humain, qu'un vétérinaire est mort d'hydrophobie après vingt-quatre heures des plus horribles souffrances, quoiqu'il n'avait jamais été mordu par aucun animal enragé ; mais il avait fait (il y avait environ trois ans) la dissection d'un chien affecté de cette maladie.

L'appréhension est si funeste à ceux qui sont mordus par des animaux enragés, que si l'on commettait l'imprudence d'en parler à une personne qui n'aurait seulement été qu'égratignée, mais dont l'imagination serait susceptible d'être troublée par le souvenir d'un tel accident, alors elle pourrait en devenir la victime.

La Société royale des Sciences de Montpellier a fait mention dans un Mémoire publié en 1730, que deux frères ayant été mordus par un chien enragé, l'un d'eux partit pour la Hollande, d'où il ne revint que dix ans après ; ayant appris à son retour que son frère était mort hydrophobe, il en eut l'imagination si vivement frappée, qu'il fût atteint de la maladie, et il en périt ainsi que son frère.

Il y a aussi des victimes parmi ceux qui, n'étant nullement affectés, ne subissent aucun traitement, parce qu'ils se figurent n'en avoir aucun besoin.

Je pourrais encore citer des cas ; mais je me bornerai à répéter que le public en est témoin.

Les animaux ne sont pas exposés par l'influence de l'appréhension ; néanmoins ceux qui sont mordus par des hydrophobes sont sujets à le devenir.

De plusieurs animaux mordus par un chien enragé, un vétérinaire ne traita que ceux dont les blessures étaient apparentes, et il parvint à les préserver du danger de cette maladie; mais ceux dont les blessures n'offraient point l'apparence d'une plaie, n'ayant pas été traités, moururent tous de la rage.

Les animaux qui ont beaucoup de laine ou du poil épais sont quelquefois préservés du danger, parce que le poil ou la laine ont essuyé les dents, et que c'est à la salive que le venin de la rage s'allie. C'est par la même cause que les morsures faites à travers les habillements, sont moins dangereuses que celles qui peuvent atteindre immédiatement la peau.

Les morsures d'un animal enragé faites immédiatement après avoir déjà exercé sa fureur soint moins dangereuses que les premières, parce que sa salive est épuisée. Plus la rage est avancée, plus les morsures sont dangereuses.

Ces observations prouvent que de plusieurs personnes mordues par le même animal, les unes peuvent être beaucoup plus en danger que les autres.

Plusieurs faits dépendant de cette maladie n'offrent que des contradictions; car quelques personnes ont bu du lait de vache enragée, sans en éprouver la moindre indisposition; qui plus est, il y en a qui ont mangé de la chair d'animaux enragés, et ils n'en ont pas été malades, tandis que d'autres personnes ont péri victimes des mêmes cas; les symptômes qui accompagnent ou précédent la rage en établissent le diagnostique.

Il est rare que la rage ne soit pas accompagnée de l'hydrophobie ; mais l'hydrophobie peut exister sans la rage, ce qui n'arrive aussi que fort rarement.

Le signe caractéristique de l'hydrophobie est la frayeur de l'eau, lorsque ceux qui ont été mordus par des animaux enragés sont tourmentés par ce symptôme, ils sont dans une position fâcheuse ; et il serait imprudent de retarder le moment de leur administrer des remèdes, car alors le succès en serait beaucoup moins assuré.

La rage se déclare quelquefois au bout de neuf jours, et il arrive aussi qu'elle ne se déclare que le quarantième ou plus longtemps après : chez les jeunes gens, le mal se déclare plus promptement ; c'est ordinairement dans l'espace de quinze à vingt jours que ce malheur leur arrive, lorsqu'ils n'ont subi aucun traitement ; mais on comprend combien il est urgent d'administrer promptement des remèdes à ceux qui sont mordus par des animaux enragés.

Si les plaies occasionnées par les morsures sont au visage ou au col, le danger est plus grand, parce que la salive est plutôt infectée dans des cas de cette espèce.

Toutes les plaies faites par les morsures d'animaux enragés se ferment trop promptement d'elles-mêmes ; il est à propos de les entretenir ouvertes pour faciliter l'issue du virus.

Cette maladie ne s'engendre point d'elle-même dans l'homme ; comme dans les animaux elle lui est communiquée par leur morsure ou leur salive virulente ; elle devient convulsive et se termine ordinairement par un délire furieux qui a ces paroxismes ; ceux qui en sont atteints se jettent indistinctement sur ceux qu'ils rencontrent, ils leur crachent au visage et s'ils peuvent les atteindre, ils les mordent et les déchirent comme feraient des bêtes féroces ; ils tirent la langue , ils écument et jettent considérablement de salive ; leur visage s'enflamme, leurs yeux deviennent étincelants et hagards ; ils sont tristes, inquiets, et ils ont peine à soutenir la lumière , même ils cherchent l'obscurité ; ils ont presque toujours de l'aversion pour l'eau, les liquides de toute nature, même pour l'air , le vent, les flots de la mer, le bruit des rivières, les glaces des miroirs, et tout ce qui peut faire naître l'idée de l'eau : si on leur présente à boire et qu'on veuille les y contraindre , il leur arrive ordinairement d'être tourmentés par des convulsions terribles , c'est pour cela que la rage est aussi appelée hydrophobie , expression qui signifie crainte de l'eau. Néanmoins quelques personnes ont péri par l'effet de la rage sans avoir manifesté ni la répugnance d'avaler les liquides, ni la moindre horreur de l'eau.

Plusieurs médecins ont fait mention de plusieurs exemples d'hydrophobie spontanée; les journaux de médecine ont souvent cité des cas de ce genre; il est parlé, dans les Éphémérides , de la nature d'une hydrophobie passagère.

Si l'on ne trouve dans les auteurs que quelques observations sur la rage spontanée ; malheureusement il n'en est pas ainsi de la rage communiquée.

Afin de s'assurer si la morsure a été faite par un animal enragé ou non , il faut y appliquer des feuilles de rhue préalablement écrasées, et les y laisser durant une demi-heure, puis les ôter. Si la plaie ne change pas de couleur, il y a lieu de croire que l'animal n'était pas enragé ; mais si elle devient violette , c'est une preuve du contraire.

On peut également connaître si la morsure a été faite par un animal enragé ou non, en appliquant sur la plaie la moitié d'une fève partagée dans sa longueur ; si elle y tient, c'est une preuve qu'il y a du venin ; mais si elle s'en détache d'elle-même, c'est une preuve du contraire.

Si l'accident n'était qu'arrivé, il serait à propos de scarifier la plaie, d'en faire sortir beaucoup de sang et d'enlever autant que possible toute la chair mordue, il faudrait en outre l'étuver avec de l'eau salée un peu tiède, et pour l'empêcher de se cicatriser trop promptement, la couvrir exactement d'un cataplasme fait avec du sel de cuisine, de l'ail, des feuilles de rhue et des marguerites sauvages, après avoir pilé et mélangé le tout ensemble dans un mortier de marbre.

On assujettit le cataplasme à l'aide d'une compresse et d'une bande pour le maintenir durant dix ou douze jours sur la partie offensée.

Ce n'est qu'au bout de ce temps qu'on doit l'ôter ; alors, on peut traiter le mal comme si c'était une plaie ordinaire.

Le conseil de salubrité a publié un avis important en prescrivant d'appliquer profondément sur la blessure (préalablement lotionnée avec une liqueur appropriée) un morceau de fer mis au feu et chauffé à blanc.

La cautérisation est sans contredit un remède énergique, mais il faut y recourir immédiatement après l'accident, de crainte de donner au venin de la rage le temps de s'introduire dans la circulation du sang, et qui plus est, ne point hasarder de faire soi-même une telle opération.

Il n'y a pas très-longtemps qu'un individu de la commune de Pruines (Aveyron), ayant été mordu par un chien enragé, voulut cautériser lui-même la plaie ; quatre mois après il a été atteint des symptômes affreux de l'hydrophobie, et malgré tous les efforts tentés pour arrêter les progrès du mal, il s'est vu en proie aux souffrances les plus atroces, et il a péri de cette terrible maladie.

En 1847, une demoiselle, marchande de nouveautés à Dijon, est morte après plusieurs accès ; il y avait trois mois qu'elle avait été mordue par son chien, qui avait été mordu lui-même par un chien inconnu ; en vain s'était-elle empressée de se faire cautériser, rien n'avait pu arrêter l'action du virus, par le pressentiment qui lui faisait entrevoir cette catastrophe dont elle a péri victime. Elle avait pris pour ses affaires et sa conscience toutes les précautions que prend une personne qui s'attend à mourir.

Le 29 juillet, la rage se déclara, et l'infortunée a succombé le 31 du même mois.

Il n'est que trop certain que l'on puise de fatales conséquences dans les observations faites sur la rage, puisqu'il paraît que les remèdes les plus efficaces contre cette triste maladie, ne sont que des palliatifs capables de suspendre le virus hydrophobique chez les personnes susceptibles d'en avoir l'imagination troublée.

Préservatif assuré contre la rage.

Prenez des coquilles d'huîtres, choisissant la portion qui est creuse, et non l'autre moitié qui est la partie supérieure ; faites-les sécher au feu ou au four jusqu'à ce que vous puissiez les réduire facilement en poudre.

Si vous appréhendez qu'une calcination mal opérée puisse en altérer la propriété, faites-les sécher au soleil durant quelques jours (les ayant auparavant nettoyées de leurs impuretés); ensuite réduisez-les en poudre grossière pour les exposer de nouveau au soleil jusqu'à leur entière siccité ; alors écrasez-les de manière à les réduire en poudre fine en les passant à travers un tamis de soie.

On peut préparer cette poudre longtemps d'avance, car elle conserve sa propriété : ainsi les personnes qui voudront en faire usage dans les pays où l'on se procure rarement des huîtres, n'auront qu'à agir de la sorte afin d'en avoir au besoin.

J'ai souvent employé cette poudre ; son efficacité reconnue et constatée depuis longtemps a toujours produit le résultat le plus satisfaisant ; il est vrai que pour rendre son efficacité infaillible, je donnais au malade un opiat à prendre tous les matins à jeun durant quarante jours, parce que j'ai remarqué qu'il arrive souvent que les morsures faites par des animaux enragés ne produisent aucun signe de malignité que quarante jours après l'accident.

On peut administrer la poudre d'huîtres de trois manières : soit en bols, selon la facilité avec laquelle le malade peut les avaler ; soit avec du vin blanc qu'on emploie comme véhicule, ou en la mélangeant avec trois ou quatre œufs frais dont on fait une omelette avec de l'huile et non avec du beurre. Je me suis borné à pratiquer cette dernière méthode, parce que les malades l'ont trouvée moins désagréable que les deux précédentes.

L'huile de noix, obtenue à froid, est celle dont je me suis constamment servi, parce qu'elle excite moins de répugnance que l'huile d'olives, et que cette dernière est presque toujours sophistiquée.

La dose de la poudre pour la personne qui serait sur le point d'éprouver un accès, est de trente-deux grammes (une once), ayant soin de lui administrer le plus promptement possible; les deux jours suivants, il suffit de lui en donner cinq gros (20 grammes) le matin à jeun; le malade ne doit manger que trois heures après avoir pris le remède, n'aurait-il été que léché ou égratigné, qu'il serait à propos de lui administrer le remède; mais la dose de la poudre ne serait que de trois gros (12 grammes), qu'elle pourrait suffire. Il faut pratiquer la même chose pour celui qui est tourmenté par une vive appréhension.

Composition de l'opiat, aidant au remède ci-dessus, contre la rage.

Prenez : parties égales d'écrevisses desséchées au four, de racines d'aristoloches ronde et de gentiane, des baies de laurier et de génévrier; pulvérisez les substances, et après avoir passé la poudre à travers un tamis de soie, ajoutez-y du miel et mélangez exactement le tout ensemble pour en former un opiat; le malade ayant préalablement subi le traitement indiqué comme préservatif contre la rage, prendra de l'opiat ci-dessus, de la grosseur d'une fève, tous les matins à jeun durant quarante jours; à chaque fois, il boira immédiatement après, une verrée de tisane faite avec des racines de scorsonère, et il ne mangera que deux ou trois heures après.

Autre remède contre la rage.

Prenez : Feuilles de rhue, une poignée.

— de sauge, une poignée.

— de marguerites sauvages avec les fleurs (s'il y en a), un peu plus que des deux autres plantes.

Ail, cinq ou six gousses.

Racines de scorsonère, selon la grosseur, une ou deux.

Sel de cuisine, une bonne pincée.

Pilez la sauge avec la seconde écorce de la racine d'églantier dans un mortier de marbre avec un pilon de bois; puis ajoutez les autres substances, et contusez le tout ensemble jusqu'à ce que ce soit en consistance de bouillie; vous en appliquerez un cataplasme sur les endroits où les morsures auront produit des plaies; si elles sont profondes, vous y injecterez du suc de ce marc auparavant d'en faire l'application, et vous vous servirez d'une bande de toile pour maintenir le cataplasme sur la partie blessée; vous le renouvellerez de vingt-quatre heures en vingt-quatre heures, pendant neuf jours consécutifs. Il faut, la première fois qu'on en fait l'application , étuver auparavant les plaies avec du vin tiède, auquel on ajoute un peu d'eau et une bonne pincée de sel de cuisine.

Cette seule fois, qui doit précéder le premier pansement, suffit; mais pendant les neuf jours, il faut prendre une poignée des substances déjà écrasées, les mettre de nouveau dans le mortier, et y ajouter un demi-verre de vin; triturez avec le pilon, et passez ensuite avec expression à travers une forte toile pour en extraire le suc ; c'est la potion que le malade doit prendre, le matin à jeun, pendant neuf jours. A chaque fois, il se gargarisera la bouche avec du vinaigre, et il ne mangera que trois heures après avoir pris le remède qu'il continuera durant les neuf jours et même plus long-temps, afin d'être plus certain d'expulser le venin, surtout s'il y a plusieurs jours que l'accident est arrivé.

Si au bout de neuf jours, les plaies ne sont pas guéries par l'effet du cataplasme qu'on renouvelle chaque matin avant d'administrer la potion indiquée, on peut les traiter comme des plaies ordinaires, car il n'y aura plus aucun danger, et le malade pourra fréquenter le monde comme de coutume, mais non durant le cours de son traitement. Il doit rester dans son lit deux ou trois heures après avoir pris le remède et être couvert de manière à favoriser la transpiration.

Il faut aussi qu'il s'abstienne de manger des aliments trop salés.

On donne la potion telle que je viens de l'indiquer aux personnes de vingt ans et au-dessus ; on en diminue la quantité selon l'âge ; si bien, qu'on peut administrer ce remède aux enfants à la mamelle : une grande cuillerée à bouche leur suffit pourvu qu'on leur en donne tous les ma-tins, ni plus ni moins, durant neuf jours, et qu'on observe strictement ce qui a été prescrit à l'égard des grandes per-sonnes.

L'haleine d'un animal enragé étant dangereuse, il est à

propos d'employer les mêmes remèdes pour ceux qui n'ont été que léchés ou un peu égratignés. On peut employer le même remède pour les animaux; mais en place du vin on substitue du lait, et on augmente la quantité de chaque substance dont le breuvage est composé proportionnellement à leur force; on leur en donne ordinairement quatre ou cinq fois plus qu'aux hommes.

Il en est ainsi du remède composé avec la poudre d'écaille d'huître; mais on supprime les œufs et on leur fait prendre avec ce qu'ils aiment, pourvu que ce ne soit pas du beurre; l'effet en serait plus prompt si on pouvait leur faire avaler avec de l'eau ou du vin.

La Société de médecine ayant reçu plusieurs observations sur la rage, a cru qu'il était important de les publier; mais l'expérience ne m'ayant pas encore mis dans le cas de déterminer un traitement plus efficace que les remèdes dont je me suis servi, je n'en indiquerai nul autre.

Fébrifuge.

Prenez : Quinquina jaune en poudre, une once.   32 gram.
             Sel de tartre, trois gros. 12
             Sirop d'absinthe, quantité suffisante.

Mélangez le tout ensemble et réduisez-le en une pâte homogène, que vous diviserez en soixante-douze pilules, dont le malade en prendra huit par jour; quatre le matin et autant le soir, avalant un bouillon immédiatement après avoir pris le remède; mais il n'en prendra jamais le jour

de sa fièvre, à moins que ce soit lorsque l'accès sera entièrement dissipé.

Autre Fébrifuge.

Prenez : Quinquina jaune en poudre, une once.   32 gram.

       Miel, une once.   32

       Sirop de capillaire, une once. . .   32

       De fleurs de pêcher, une once. .   32

       Vin rouge, un demi-litre.

Mettez le tout en infusion pendant vingt-quatre heures,
le malade prendra la moitié du remède au commencement
d'un accès de fièvre, et de l'autre moitié, il en aura pour
en user au moment de deux autres accès ; c'est-à-dire
qu'au premier paroxisme, il en prendra la moitié, le quart
au second, et l'autre quart au troisième, attendant toujours
le moment où il se déclare.

Ce remède est selon moi le meilleur spécifique pour
combattre l'opiniâtreté des fièvres intermittentes, même lorsqu'elles sont très-anciennes ; je ne dirai pas qu'il est infaillible, mais j'affirme que c'est avec le plus heureux succès
que je m'en suis servi maintes fois, pendant l'hiver le plus
froid, pour guérir des fièvres quartes qui avaient résisté
depuis plusieurs années aux remèdes généralement employés.

Ce même remède, au lieu d'être incendiaire, fortifie ad-
mirablement l'estomac ; le malade doit manger une panade
claire et légère, ou au moins prendre un bouillon immédiatement après la potion fébrifuge.

Tisane fébrifuge pour les enfants auxquels on ne pourrait pas administrer les remèdes déjà indiqués.

Prenez : Racines de patience, une once. . . 32 ^{gram}.

    —   de fraisier, une once. . . 32

    —   d'oseille, une once. . . . 32

    Écorce de quinquina, deux gros. . 2

    Eau commune, deux litres.

Faites bouillir le tout ensemble jusqu'à réduction du quart, puis passez sans expression à travers un linge.

Cette colature doit devenir la boisson ordinaire de l'enfant qui a la fièvre ; mais il faut qu'il en boive particulièrement au renouvellement de chaque accès, et dans le cas où il aurait le ventre dur, tendu et gonflé, avec difficulté d'uriner, on ferait bouillir, avec les substances déjà désignées, une poignée de feuilles de pariétaire, et on y ajouterait un gros (4 grammes) de racines d'Iris.

Ayant parlé d'un vin médicinal qui peut contribuer à dépurer le sang des scrophuleux, je vais indiquer la manière de le préparer, et ensuite j'établirai des pièces de conviction pour faire preuve que je ne suis pas un imposteur : ne prétendant pas être cru sur parole, je ne me bornerai pas à faire des observations sans citer les noms des personnes qui en font le sujet.

Vin majeur amer pour dépurer le sang des scrophuleux.

Prenez : Racines de gentiane, deux onces. . 64 ^{gram}.

    Quinquina pulvérisé, une once. . 32

Écorces d'oranges amères, un gros.   4

— de Winter, demi-gros.   .   2

Versez un litre d'excellent vin sur les substances con-
venablement divisées, laissez-les infuser pendant dix ou
douze jours ; passez à travers un linge et filtrez.

Conservez la liqueur dans une bouteille exactement bouchée ; elle est excellente contre les scrophules, la teigne et
la putridité des ulcères.

Le malade doit en prendre trois fois par jour, le matin,
à midi et le soir aussi ; il peut manger immédiatement
après, la dose n'étant que d'une cuillerée à chaque fois.

Ce vin doit être préparé à froid dans un vase clos ; on
passe avec expression, on filtre et on le conserve dans un
lieu frais.

Le vin médicinal étant facilement altérable, il est à propos de n'en préparer que peu à la fois.

PIÈCES JUSTIFICATIVES.

Je soussigné atteste que M. de Roffignac a soigné et guéri en peu de temps le petit-fils de mon métayer, lequel avait été mordu en plusieurs endroits par un chien malade; un autre enfant ayant été mordu par le même chien, n'ayant pas été traité, en mourut.

En foi de quoi, je lui ai délivré le présent certificat.

Poitiers, ce 5 novembre 1838.

Signe : LINTRA.

Vu pour légalisation de la signature de M. Lintra, apposée ci-dessus.

Poitiers, le 5 novembre 1838.

Le Maire, *signé :* JOLLY.

Nous soussignés habitants du village de Beautribot, commune de Versillac, département de la Creuse, attestons que tous les gens de notre endroit ont eu connaissance que le chien du nommé Bazin, notre voisin, ayant été mordu par un autre chien qui avait du mal, en fut atteint peu de jours après; qu'alors il quitta la maison de son maître; mais avant d'en sortir, il se jeta sur une petite fille de sa famille, et la mordit à une jambe. Ses parents s'empressèrent de la transporter chez M. de Roffignac, de la Souterraine, dévoué à soulager les malheureux; il voulut bien la traiter. Quatre jours furent suffisants, et quoique cette fille parle souvent de cet événement, elle est toujours gaie et en très-bonne santé; il y a déja longtemps que la chose a eu lieu.

Lors de cet événement, la femme Bazin, effrayée de voir son

chien dans un accès qui lui donnait lieu de craindre pour elle-même, nous appela à son secours ; y étant tous accourus, nous sommes devenus témoins que ce chien était réellement enragé, et devenu dangereux pour ceux qui le poursuivaient ; enfin nous sommes parvenus à le tuer, et le détail que nous en fournissons ne peut être démenti.

C'est au nom des susnommés et de leur part, que nous délivrons le présent certificat à M. de Roffignac, qui sacrifie son intérêt au bonheur de la société.

J'approuve le susdit témoignage rendu en faveur de la vérité.

A Beautribot, le 4 septembre 1842.

Signé : François.

J'approuve également le susdit témoignage.

Signé : Pampin.

Je soussignée veuve Audoux, propriétaire et aubergiste à la Souterraine, certifie qu'il y a environ dix-huit mois, deux hommes, mordus par un chien enragé, vinrent ensemble chez moi et y restèrent peu de jours, pour y subir un traitement qui leur fût administré charitablement par M. de Roffignac, dont les actions bienfaisantes sont de notoriété publique dans notre pays. Aucun accident ne leur étant survenu jusqu'à ce jour, le tout étant à ma connaissance, me réservant la faculté de les nommer en cas de besoin, je rends hommage à la vérité.

Délivré à la Souterraine, le 13 octobre 1843.

Signée: Veuve Audoux.

Oreix, ce 4 avril 1842.

Monsieur,

En réponse à l'honneur de la vôtre, je m'empresse selon vos désirs, de vous apprendre que d'après ce que j'ai appris par moi-même des habitants du Monteil et des environs, la chienne qui a mordu....... et.... était réellement enragée, ce qui se

conçoit facilement, puisque sans être attaquée ni poursuivie,
elle s'est jetée sur eux.

Vos bienfaits envers les malheureux, sans distinction envers tous les souffrants et sans aucun intérêt, puisque vous
n'exigez rien après les avoir traités et guéris, et leur avoir
accordé vos peines et vos soins, méritent des attestations de
toutes les personnes bien animées, et qui aiment leurs semblables ; vous pouvez donc dans ce cas compter sur moi.

Si quelques méchants et envieux se permettaient de vous
dénoncer au procureur du roi, je vous promets de le dissuader
et de lui donner, de ces jaloux, l'idée qu'il doit en avoir.

Agréez, Monsieur ainsi que Madame de Roffignac, les salu-
tations respectueuses de votre bien dévoué serviteur.

Signé : LASSARD.

Je soussigné propriétaire, aubergiste à la Souterraine, département de la Creuse, certifie en faveur de la vérité, que
dans le courant du mois de mai, en l'année 1842, trois filles
de 15 à 16 ans environ, et dont une est ma parente, toutes les
trois du même endroit, département de la Haute-Vienne,
ayant été mordues le même jour, par le même chien qui avait
été mordu par un autre chien réellement enragé, sont venues
chez moi de la part d'un médecin qui leur a indiqué M. de
Roffignac, demeurant dans notre ville, comme étant capable de
les sauver. Il leur a administré avec le plus grand désintéressement les remèdes convenables, et il ne leur est jusqu'à ce
jour survenu aucun accident.

Le 1er octobre 1845.

Ce que j'affirme avec connaissance.

Signée : Annette BOUYER, femme DUCHATEAU.

Nous soussignés propriétaires, aubergistes et marchands,
quincailliers, demeurant ensemble à la Souterraine, dépar-

tement de la Creuse, certifions que dans le courant de l'année présente, un homme de notre département, mordu par un chien enragé avec lequel il s'était combattu pour éviter le plus grand malheur, se trouvant dans l'appréhension de devenir victime, s'est confié aux soins de M. de Roffignac, demeurant en notre ville, qui lui a prodigué les secours de la bienfaisance qui le caractérise.

Une fille âgée d'environ 30 ans, du département de la Haute-Vienne, est également venue, après avoir été mordue par un mauvais chien, réclamer les soins charitables de M. de Roffignac.

Ces deux personnes ont logé chez nous ; peu de jours ont suffi à leur traitement, nous l'attestons, pouvant les désigner ; mais la discrétion étant un devoir en pareil cas, nous nous abstenons de citer leurs noms sans une interpellation convenable.

A la Souterraine, le 1er octobre 1845.

Signé : AUDOUX. *Signée :* Elisa AUDOUX. *Signée :* Veuve AUDOUX.

Lettre de M. Bergerat, pharmacien à Poitiers.

Ce 24 avril 1842.

Monsieur,

La femme Forêtier, domiciliée en cette ville, rue du Petit-Bonneveau, a supporté durant douze années une glande occupant la joue droite ; les gens de l'art lui ont prescrit plusieurs remèdes qu'elle a employé inutilement, d'autres lui ont conseillé l'opération chirurgicale, comme seul moyen de la délivrer d'un mal semblable, mais elle a eu le bonheur de vous rencontrer, vous lui avez donné un remède qui a pu la guérir radicalement, il y a déjà dix années, sans qu'elle s'en soit ressentie depuis ce long laps de temps, si ce n'est qu'il existe une cicatrice.

Cette honnête femme, pénétrée de la reconnaissance dont elle vous est redevable, étant disposée à rendre hommage à la

vérité ainsi qu'à votre talent, est venue me prier de vous
écrire à ce sujet.

Je suis enchanté que cette circonstance me mette dans le
cas de vous assurer de la parfaite considération avec laquelle
j'ai l'honneur d'être.

Signé : Bergerat.

Je certifie pour ma sœur, Marie Métayer, étant ma voisine,
qu'un de ses enfants a supporté, pendant plus de cinq ans, une
descente énorme qui, quoique soutenue par un bandage pris
par l'ordre d'un officier de santé, augmentait toujours et lui
occasionnait très-souvent les coliques les plus violentes, et que
maintenant depuis plus d'un an, et à la suite du remède que lui
a procuré M. de Roffignac, il ne souffre nullement, et qu'il n'y
a plus apparence que cet enfant a été incommodé. J'en ai connaissance, je le déclare pour ma sœur, et je puis le déclarer
et le prouver.

A Preuilly, le 15 Mars 1829.

Signé : Jean Métayer.

Légalisation de la signature du nommé Jean Métayer, habitant du village de Preuilly, commune de Migné.

Migné, 16 mars 1829.

Le maire, Signé : De Curzon.

Vu pour légalisation de la signature de M. de Curzon, maire
de la commune de Migné.

Poitiers, le 16 mars 1829.

Pour le Préfet,

Le Secrétaire général délégué, Signé : Cᵉ de Traversay,

Je certifie qu'ayant un enfant qui avait une descente, et ne
sachant à qui recourir, j'ai employé M. de Roffignac, alors à
Poitiers. En peu de jours, l'enfant a été si bien guéri, que depuis plusieurs années que la cure a eu lieu, l'enfant s'est tou-

jours bien porté et n'a jamais été incommodé, quoique d'abord
son infirmité ait paru alarmante.

Au Grand-Pont, le 6 novembre 1838.

Signé : Femme LAVAIRÉ.

Pour légalisation de la signature de la femme Lavairé ci-
dessus. A Chasseneuil (près Poitiers), le 7 nove.nbre 1838.

Signé : JOURDE, maire.

Nous, maire de la ville de Poitiers, certifions que les époux
Guionnet (Louis), propriétaires au faubourg de St-Saturnin de
cette commune, ont déclaré aujourd'hui, en ma présence, que
Guionnet (François), leur fils aîné, âgé alors de 15 ans, était
atteint d'une humeur scrophuleuse fixée au genou droit, et
qu'ayant été placé à l'hospice de l'Hôtel-Dieu en cette ville,
pour y être traité et obtenir sa guérison, avait été abandonné
des médecins qui avaient cru son mal incurable ; qu'alors ils
eurent recours à M. de Roffignac, domicilié dans ces temps-là
à Poitiers, qui prit soin de ce jeune homme, et est parvenu
non-seulement à le guérir radicalement de cette humeur scrophuleuse, mais encore à prévenir chez lui tout accident de claudication dont il était menacé, ayant la jambe droite plus courte
que l'autre de trois à quatre pouces au moins ; de telle sorte
que le jeune homme jouit aujourd'hui de la plus parfaite santé,
à l'âge de 23 ans qu'il a atteint présentement avec la taille de
cinq pieds six pouces et demi, bien proportionné du reste.

Ladite déclaration n'a pu être signée par les époux Guionnet, ayant l'un et l'autre déclaré ne savoir signer, de ce
requis.

En foi de quoi nous avons délivré le présent certificat pour
servir et valoir.

Hôtel de la mairie de Poitiers, le 5 novembre 1838.

L'adjoint faisant fonctions de maire,

Signé : BOURIAUD.

Nous, maire de Chasseneuil, canton de Saint-Georges-les-Baillargeaux, arrondissement de Poitiers, certifions que le nommé Jacques Cousin nous a déclaré et affirmé qu'il avait une fille qui, à l'âge de 12 ans, avait les écrouelles fixées au col. Quoique ce mal l'affligeait dès l'âge de six mois, et qu'alors il paraissait incurable, néanmoins M. de Roffignac l'avait si bien guérie, et en peu de temps, qu'elle a toujours joui de la santé la plus régulière, ayant maintenant 22 ans.

Voulant rendre hommage à la vérité et au talent de M. de Roffignac, auquel sa fille doit son existence, ledit Cousin accorde avec reconnaissance le présent certificat.

Fait à la mairie de Chasseneuil, le 26 mai 1839.

Le premier membre du conseil municipal, en l'absence du maire.

Signé : RAVEAU jeune.

Je soussigné Joseph-Théodore Busson, électeur, propriétaire au Peux, commune de Saint-Pierre-de-Fursac, membre du conseil municipal de ladite commune, canton du Grand-Bourg, département de la Creuse, certifie que, connaissant le nommé Jean Bodeau, habitant de cette commune, et le voyant dans un état pitoyable, je lui conseillai de parler à M. de Roffignac, demeurant à la Souterraine (dont tous les instants sont constamment occupés gratuitement au soulagement de l'humanité) pour savoir si, enfin, il ne devait plus espérer la guérison du mal dont il était affligé dès son enfance, et qu'il supportait depuis quatorze ou quinze ans, sans avoir éprouvé aucun soulagement des secours de l'art qu'il avait employés en plusieurs pays, son père ne l'ayant pas négligé et l'ayant conduit fort loin. Il avait tellement les écrouelles au cou, que ce n'était qu'une pépinière d'ulcères dégoûtants; mais, par l'efficacité des remèdes que M. de Roffignac a bien voulu lui donner, il a obtenu entière et parfaite guérison, il y a déjà assez longtemps, pour qu'il ait acquis une vigueur proportionnée à la forte constitution dont il jouit

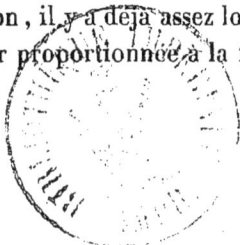

7

avec le meilleur embonpoint. Ce qu'il ne peut attester par écrit, ne sachant pas écrire ; mais ce que lui, son père, les siens et ses voisins me prient d'attester pour rendre hommage à la vérité, et acquitter une dette de reconnaissance en faisant connaître le service signalé qu'il lui a rendu, ainsi qu'à beaucoup d'autres.

En foi de quoi j'ai délivré, d'après la demande des susnommés le présent certificat.

Au Peux, le 28 mars 1840.

Signé : BUSSON.

Je soussigné, maire de la susdite commune de Saint-Pierre-de-Fursac, certifie la signature de M. Busson, propriétaire, habitant ma commune, être véritable, et atteste également la sincérité de sa déclaration.

A la mairie de Saint-Pierre-de-Fursac, le 2 avril 1840.

Signé : TOURAUD.

Monsieur,

Vous désirez connaître quelle est maintenant ma position, parce que vous avez bien voulu me donner un remède pour un mal que je supportais depuis plus de huit ans. Oui, j'avais les écrouelles à la main gauche, des ulcères ; il en était sorti des os ; j'en conserve encore des marques. Mais je puis vous annoncer et publier que, par le seul effet de votre remède, je suis guérie il y a déjà cinq ans. Je le certifie, en faveur de la vérité, que je puis faire connaître en cas de besoin.

J'ai l'honneur de vous remercier avec reconnaissance, et de me dire votre très-humble servante.

Signée : FEDEAU.

A Poitiers, rue d'Argent, n° 16, le 25 avril 1842.

Lettre de M. Malapert, pharmacien à Poitiers.

Poitiers, 10 juillet 1842.

Monsieur,

La femme du sieur Roy (Louis), plafonneur, demeurant à Poitiers, rue Saint-Spicien, voulant vous rappeler les services que vous lui avez rendus et vous en exprimer sa reconnaissance, me charge de vous écrire ce qui suit. C'est elle qui parle :

Ma fille Eugénie eut la variole à douze mois ; à deux ans, elle eut une quantité de furoncles, ensuite des ulcères scrophuleux, qui se fermaient et se rouvraient de temps en temps, jusqu'à l'âge de douze à treize ans, A cet âge, elle fut traitée par M. de Roffignac, qui, au bout de trois à quatre mois, la laissa complétement guérie.

Ma fille a vingt-deux ans, et elle se porte fort bien.

Mon fils fut, après s'être baigné dans une fontaine, atteint d'une affection de poitrine, qui fut guérie par un docteur de Poitiers : il survint ensuite un engorgement de glandes, chaque côté du cou, puis des tumeurs aux bras ; partout il se forma des ulcères. Mon fils, alors âgé de neuf ans, fut traité par M. de Roffignac, en même temps et de la même manière que ma fille, et il fut guéri quinze jours environ plus tard que cette dernière.

La femme Roy vous prie d'agréer ses remercîments, et de croire à sa reconnaissance éternelle.

Je suis avec respect, Monsieur, votre tout dévoué serviteur.

Signé : MALAPERT, pharmacien.

Je soussigné André Charioux, propriétaire, demeurant à Saint-Maurice, canton de la Souterraine, département de la Creuse, certifie et déclare, en faveur de la vérité, que Marie Charioux, âgée de 31 ans, affligée d'un mal ulcéré placé sous la gorge, où il y avait, depuis plus de quinze mois, une grosse glande en suppuration, a été radicalement guérie, il y a déjà longtemps par les bons remèdes de M. de Roffignac, demeurant à la Souterraine.

Partageant la joie et la reconnaissance dont est pénétrée ladite Marie Charioux, ma sœur, j'en donne moi-même l'attestation qui appartient à la vérité, dont nous pouvons faire preuve en cas de besoin.

A Saint-Maurice, le 10 septembre 1844.

Signé : CHARIOUX.

Je soussigné Pierre Laurent Égalité, forgeron, demeurant à Poitiers, rue du Petit-Bonneveau, certifie et déclare, en faveur de la vérité, qu'il y a environ dix-sept ans, que René Laurent, mon frère, alors âgé de 9 ans, se trouvant atteint d'une humeur scrophuleuse qui était telle, que l'engorgement des glandes du cou le rendaient hideux à voir ; car il en était pour ainsi dire devenu aveugle, et sa tête, d'une grosseur énorme, contraire à l'état naturel ; qu'alors ayant épuisé les secours de la médecine, ce que je puis prouver en cas de besoin, il fut confié aux soins de M. de Roffignac qui habitait alors la ville de Poitiers, et qui voulut bien l'entreprendre avec le plus grand désintéressement. C'est par l'efficacité de ses remèdes que mon frère a été radicalement guéri des écrouelles qu'il avait à cette époque ; car il y a déjà plus de seize ans, et il ne s'en est nullement ressenti depuis ce long laps de temps ; maintenant qu'il est soldat en Afrique, je me fais un devoir d'accorder, avec la reconnaissance due au bienfait, le présent certificat, pour servir et valoir en cas de besoin.

A Poitiers, le 21 octobre 1845.

Signé : LAURENT.

Nous soussignés habitants du bourg de Saint-Sornin-Lulac, du département de la Haute-Vienne, déclarons et affirmons que la femme Granger, fille du sieur Gaulier, notre voisin, a été entièrement guérie, il y a déjà plus d'un an, du goître qu'elle supportait depuis plusieurs années, par l'efficacité des remèdes que M. de Roffignac, demeurant à la Souterraine (Creuse), a bien voulu lui donner. Cette cure étonnante mérite l'attestation que nous en fournissons à son auteur, qui, certain de son succès, en a fait part à deux pharmaciens de la Souterraine, avant d'entreprendre la malade, qui, ainsi que son père, ne sachant pas écrire, nous prient d'en donner pour eux le présent certificat, que nous accordons sur leur déclaration, qui, en cas de besoin, serait appuyée par le témoignage d'un grand nombre d'habitants de notre endroit.

Saint-Sornin-Lulac, le 17 septembre 1844.

Signé : PACQUET. *Signée :* Veuve MORICHON. *Signé :* ARTOT.

Signé : ALAMOME. *Signé :* MARCHADIER. *Signé :* LÉTANG.

Vu par le maire de Saint-Sornin-Lulac, soussigné, pour légalisation des signatures de MM. Pacquet, veuve Morichon, Artot, Alamome, Marchadier et Létang, propriétaires à Saint-Sornin-Lulac.

Saint-Sornin-Lulac, le 11 janvier 1845.

Signé : MARCHADIER, maire.

Nous soussignées, filles de Jean Aupérin, cabaretier en la ville de la Souterraine, département de la Creuse, déclarons, avec la reconnaissance due au bienfait, que ce sont les bons remèdes que M. de Roffignac a bien voulu donner à Madeleine, notre sœur, qui l'ont complétement guérie, il y a environ un an, d'un goître dont elle était incommodée depuis fort longtemps, et au point qu'elle en éprouvait une grande difficulté pour parler et pour respirer. Elle n'avait que 14 ans; mais, avant de subir le changement que la nature opère chez les personnes de son sexe. Son goître, sa difficulté de respirer et de parler, ainsi que sa maigreur extraordinaire, tout a disparu.

Sa santé, devenue régulière, s'améliore de plus en plus : ce que nous affirmons avec joie en faveur de la vérité et en l'honneur de M. de Roffignac, qui sacrifie son temps et sa fortune pour soulager les malheureux.

Délivré à la Souterraine, le 22 mars 1845.

Signée : Femme PIGNET, née AUPÉRIN. *Signée* : Annette AUPÉRIN.

Nous, maire de la ville de Poitiers, certifions que la nommée Vachon, veuve, marchande de fruits, demeurant en cette ville, faubourg Saint-Saturnin, a déclaré en notre présence que son mari était mort de la maladie vénérienne; qu'un de ses enfants, héritier de cette maladie, était aussi mort quelque temps après; qu'enfin il lui restait une fille, âgée de trois ans, qui, ayant également puisé ce mal à la même source, en avait toujours conservé le virus dès le sein de sa mère; que cette jeune enfant ayant été entièrement abandonnée par plusieurs médecins, avait été confiée aux soins de M. de Roffignac qui l'avait radicalement guérie, il y a déjà près de cinq ans, sans qu'elle s'en soit jamais ressentie depuis.

La veuve Vachon, pénétrée de reconnaissance pour le bienfait dont elle est redevable envers M. de Roffignac qui lui a conservé sa fille, a voulu, par cette déclaration, rendre un véritable hommage aux connaissances et au talent de M. de Roffignac, ainsi qu'aux soins désintéressés qu'il a prodigués à son enfant, offrant, du reste, d'en produire les preuves en cas de besoin, par plusieurs de ses voisins, qui pourraient, comme elle, attester la vérité du fait.

En foi de quoi nous avons délivré le présent pour servir et valoir.

Hôtel de la mairie de Poitiers, le 3 novembre 1838.

L'adjoint faisant fonctions de maire, *signé* : BOURIAUD.

Nous, maire de la commune d'Asserable, canton de la Souterraine (Creuse), certifie que Sylvine Delorme, mariée à François Débrosse, est venue me déclarer, en présence de Sylvain Picard, son parrain, tous les deux de ma commune, que, voulant rendre hommage à la vérité et accorder le tribut de la reconnaissance que lui a inspirée M. de Roffignac, demeurant à la Souterraine, à qui elle se croit redevable de son existence; que c'est lui qui l'a guérie d'une maladie vénérienne qu'elle tenait de son mari; qu'elle l'avait supportée huit mois, ayant des chancres aux parties naturelles, tant intérieurement qu'extérieurement, et autres symptômes effrayants. Elle ne pouvait alors ni dormir ni s'asseoir, et elle supportait les douleurs les plus atroces. Dix-neuf jours d'un traitement bien administré ont suffi pour faire non-seulement disparaître la maladie, mais pour opérer une cure radicale et constante; car elle déclare que plusieurs personnes pourraient attester, ainsi qu'elle, que, depuis quatorze mois, sa santé a toujours été régulière; c'est-à-dire qu'à la suite du traitement, elle n'eut qu'à se louer du remède et de celui qui voulut lui en faire le sacrifice, espérant la sauver.

Fait à Asserable, le 29 août 1844.

Signé : DELAFONT , maire.

Commune de Mignaloux-Beauvais, arrondᵗ de Poitiers.

Nous, maire de ladite commune, certifions que Jeanne Charles, âgée de 67 ans, épouse de Louis Bâlin, journalier, habitant de cette commune, se trouvant l'été dernier tombée en paralysie sur tout son corps, après avoir resté dans ce malheureux état pendant plus de trois semaines, en a été radicalement rétablie par l'efficacité d'un remède que lui a procuré M. de Roffignac, demeurant à Poitiers. La guérison est telle, que cette femme marche aujourd'hui très-librement et sans douleur. En foi de quoi nous lui avons delivré le présent certificat.

A la mairie de Beauvais, le 25 novembre 1828.

Signé : DE SAVATTE DE GENOUILLÉ, chᵉʳ de Saint-Louis.

Vu pour légalisation de la signature de M. de Savatte de Genouillé, maire de Mignaloux-Beauvais, apposée ci-contre.

Pour le préfet, le secrétaire général délégué,

Signé : Cte DE TRAVERSAY.

 Je certifie, en faveur de la vérité, et ce qui est à la connaissance de la majeure partie des habitants de cette ville, qu'ayant été comme bossu durant dix à douze ans, par l'effet d'une tumeur énorme située aux reins, laquelle me contraignait d'être tout courbé, j'ai été parfaitement guéri par les remèdes de M. de Roffignac, que mes parents ont consulté lorsque les médecins me croyaient sans ressource. Effectivement, j'étais dans l'état le plus affligeant ; on m'administra les derniers sacrements ; j'avais alors, au lieu de la tumeur, un ulcère qui pénétrait tellement, que la corruption qu'il contenait sortait par l'anus. Aujourd'hui et depuis quelques années, je me porte bien et je suis aussi droit que si je n'avais jamais eu de mal. C'est pour cela que je donne le présent certificat à celui auquel je dois la vie, après avoir été abandonné de plusieurs médecins.

Poitiers, 2 novembre 1838.

J'approuve la réalité de tout le contenu du présent certificat.

Signé : Elie ROY.

Vu pour légalisation de la signature du sieur Roy, habitant de cette ville, apposée ci-dessus.

Poitiers, le 2 novembre 1838.

L'adjoint faisant fonctions de maire, *signé :* BOURIAUD.

Commune de Mignaloux, arrondissement de Poitiers, département de la Vienne.

Nous soussigné, maire de ladite commune, certifions que André Chavignau, femme Martin, demeurant en cette commune, nous a cejourd'hui déclaré qu'elle avait supporté pendant longtemps un grand mal au bras droit, dont elle a même craint de perdre l'usage, a été entièrement guérie en peu de temps par l'efficacité des remèdes que lui a procurés M. de Roffignac, demeurant à Poitiers.

En foi de quoi, d'après cette déclaration, avons délivré le présent certificat.

En mairie, le 10 octobre 1833.

Signé : CONSTANT.

Nous, maire de la commune d'Ouzilly, canton de Lencloître, arrondissement de Châtellerault, département de la Vienne, certifions que René Charpentier s'est présenté devant nous et nous a déclaré qu'ayant au moins une quarantaine d'ulcères au bras gauche, les gens de l'art lui ayant dit que l'amputation ne pouvait avoir lieu, il consulta M. de Roffignac qui voulut bien l'entreprendre, et qui le guérit promptement, il y a environ douze ans, sans qu'il s'en soit aucunement ressenti depuis. En foi de quoi nous avons délivré le présent pour servir et valoir.

En mairie, à Ouzilly, le 24 mai 1839.

Signé : GUERRY, maire.

Je soussigné, maire de la commune de St-Maurice, canton de la Souterraine, département de la Creuse, certifie que le nommé Jacques Mansier, domestique laboureur, habitant de cette commune, a déclaré devant moi qu'ayant eu la jambe droite toute ulcérée et rongée par un mal affreux dont il ne croyait jamais guérir, après avoir employé plusieurs remèdes inutilement. Il avait perdu tout espoir et ne désirait plus que sa mort, lorsque M. de Roffignac, dévoué au soulagement des malheureux, voulut bien l'entreprendre ; qu'alors il fut promptement guéri, il y a déjà trois ans, sans qu'il lui soit rien survenu depuis, quoique dans ce temps il avait environ soixante ans.

Depuis cette époque, cet homme n'a cessé d'exercer librement son métier pénible ; ce qui confirme la sincérité de sa déclaration, car plusieurs personnes pourraient attester quelle a été son affreuse position.

En foi de quoi j'ai délivré le présent certificat pour servir et valoir.

A Saint-Maurice, le 22 janvier 1840.

Le maire, *signé* : MINGAU.

Fragment de la lettre d'un médecin dont je ne veux pas publier le nom, quoiqu'il n'est pas de mon département.

Le 7 janvier 1842.

Monsieur,

C'est avec reconnaissance que je vous remercie des remèdes que vous avez eu la bonté de m'envoyer pour ma femme. Trois jours après l'emploi de cet onguent, elle a été radicalement guérie, et il aurait été difficile, en voyant les deux seins, de savoir lequel des deux avait été malade. Elle n'oubliera jamais le service que vous lui avez rendu, car vous lui avez épargné bien des souffrances. Etc.

Votre tout dévoué serviteur, etc.

Autre Lettre.

Boismandé, commune de Saint-Sulpice, 21 avril 1842.

Monsieur,

Je n'oublierai jamais qu'étant gendarme à la Souterraine, vous eûtes la bonté de me donner un remède pour un de mes enfants âgé d'un an environ. Il était tombé dans le feu, et son bras droit parut dès l'instant même ulcéré depuis le coude jusqu'à l'extrémité des doigts. Il fut impossible de retirer sa robe sans enlever toute la peau qui couvrait la partie brûlée. La mère et moi étions au désespoir : c'est vous qui, dans l'espace de huit jours, avez guéri et fait disparaître jusqu'à la moindre

trace de cet accident , qui fut bien douloureux pour ce pauvre
innocent, et qui pouvait avoir des conséquences fâcheuses. Ce
que j'atteste pour rendre hommage à la vérité , et justifier l'efficacité de votre remède , désirant vous donner une idée de la
reconnaissance avec laquelle j'ai l'honneur d'être , monsieur ,
Votre très-humble et très-obéissant serviteur ,
Signé : VEIS.

Je certifie , en faveur de la vérité, que Jean Briand , propriétaire , mon beau-père, demeurant à Boismandé, canton de
Saint-Sulpice-les-Feuilles, arrondissement de Bellac , département de la Haute-Vienne , réduit à rester au lit par l'effet des
ulcères qu'il avait sous le pied droit, dont il craignait de perdre
l'usage ; s'étant servi des remèdes que lui a donné M. de Roffignac , demeurant à la Souterraine (Creuse), a marché deux
jours après, et qu'il s'est trouvé parfaitement guéri par l'usage
de ces mêmes remèdes ; ce que nous déclarons l'un et l'autre
pour constater la vérité telle qu'elle existe.

A Boismandé, le 7 septembre 1845.

Signé : BRIARD.

Arnac-la-Poste, le 8 septembre 1845.

Signé : LARDAUD.

Je soussigné , maire de la commune de Saint-Hilaire-la-
Treille , certifie que Bonnin Hyppolite et son épouse , Anne
Léger, ont déclaré, en ma présence, que Anne Léger avait sur
le sein droit une tumeur d'une grosseur énorme et très-dou-
loureuse ; enfin, son état a paru si alarmant qu'on écrivit à
son mari, qui était alors à Paris, de hâter son retour s'il vou-
lait la voir. Le danger eut bientôt disparu lorsqu'elle eût fait
usage des remèdes que M. de Roffignac voulut bien lui donner ;
en place de la tumeur et au-dessous, il s'ouvrit un ulcère
d'une profondeur extraordinaire, et deux mois après la ma-

lade fut si bien guérie, que depuis quatre ans que ce traitement a eu lieu, la malade ne s'est sentie d'aucune douleur.

D'après la déclaration qu'elle a faite en ma présence, j'atteste le présent certificat que les susnommés se font un devoir d'accorder avec reconnaissance à M. de Roffignac.

Délivré à la mairie de Saint-Hilaire-la-Treille, arrondissement de Bellac, département de la Haute-Vienne, le 15 septembre 1844.

Signé : NICAUD.

Jean Auperrin et sa femme, cabaretiers en la ville de la Souterraine, département de la Creuse, voulant rendre hommage à la vérité, me chargent (étant leur gendre) d'attester ce qui suit :

Le plus jeune de leurs garçons ayant eu dès sa plus tendre enfance plusieurs glandes de chaque côté du cou, lorsqu'elles étaient devenues fort grosses, dures et enflammées, il fut guéri en peu de jours par les bons remèdes que M. de Roffignac voulut bien lui donner, il y a environ huit ans. Quelque temps après, le même enfant tomba dans le feu, et il se brûla grièvement les reins et les fesses ; il fut encore guéri en peu de jours par les remèdes du même bienfaiteur.

Une fille de la même famille, tombée en langueur par l'effet des pâles couleurs, ne tarda pas à recouvrer la santé et son embonpoint, après avoir fait usage d'un remède que M. de Roffignac lui donna il y a déjà plusieurs années.

Il est arrivé à la mère Auperrin (il y a déjà plus de deux ans) de se faire une entorse à un pied ; elle fut guérie en peu de jours par M. de Roffignac, qui, prenant constamment part aux accidents des malheureux, a bien voulu la guérir une seconde fois d'une entorse à un bras, produite par une chute violente ; la partie offensée gonflait à vue d'œil ; mais ce fut, comme la première fois, l'affaire de peu de jours, pour que la malade se trouvât libre et forte comme auparavant.

Je certifie en outre que ma femme Marie Auperrin, ayant eu
le malheur de se faire une entorse à un bras qu'elle croyait
fracturé, a été bien guérie par les bons remèdes de M. de Roffignac, auquel je ne sais quel tribut d'éloges accorder; car, en
mon particulier, je partage la reconnaissance qui lui est due
de la part des susnommés, pour lesquels je délivre le présent
certificat.

La Souterraine, le 22 septembre 1844.

Signé : Pignet aîné.

Je soussigné Jean-Baptiste Gandonière, peintre en voiture,
demeurant à Limoges, faubourg Montmaillé, certifie et déclare, en faveur de la vérité, que lorsque j'habitais, ainsi que
ma famille, la ville de Poitiers, M. de Roffignac y restait alors,
il y a maintenant quatorze ans, je me trouvais dans un état
d'autant plus fâcheux, qu'un médecin qui me traitait, m'a
abandonné ; j'avais sept ulcères depuis vingt-deux mois, tous
situés sur la jambe droite; cinq ont conservé l'apparence du
mal, en y laissant des traces remarquables; mais j'ai été guéri
dans l'espace de trois à quatre semaines, et depuis ce long laps
de temps je n'ai éprouvé aucune douleur, et aucun mal n'est
survenu, ce qui confirme que la cure a été radicale et constante. Je dois ajouter que c'est aux bons remèdes de M. de
Roffignac que je dois mon bonheur, dont je lui accorde le présent certificat avec la reconnaissance qu'il mérite.

Limoges, le 3 octobre 1844.

Signé : J.-B. Gandonière.

Je soussigné Nonique Desvergne, propriétaire, demeurant
à Bredier, commune de la Souterraine, département de la
Creuse, déclare, en faveur de la vérité, que le nommé Du-
branle, cabaretier, mon voisin, est venu chez moi, étant
accompagné d'un de ses enfants, âgé de douze ans environ,

me prier d'attester pour eux deux, ne sachant écrire ni l'un ni l'autre, que M. de Roffignac, demeurant à la Souterraine, leur a rendu de très-grands services en les guérissant promptement des maux affreux dont ils avaient été frappés par le même accident ; le père s'étant coupé le pouce de la main droite avec une hache, qui avait produit une plaie longitudinale sur l'étendue du même doigt, et pénétrant profondément à l'os ; l'enfant s'est coupé l'index de la main gauche, ce qui a fait tomber, dès l'instant de l'accident, le bout du même doigt, et quoique par conséquent, il soit bien moins long que dans son état naturel, il s'en sert librement ainsi que je l'ai vu, et que la preuve de l'évidence peut le constater.

D'après de tels faits qui ne me paraissent pas surprenants, sous le rapport de l'humanité avec laquelle M. de Roffignac exerce son talent, je lui en donne de la part des susnommés, le présent certificat.

En ma maison de Bredier, le 28 novembre 1844.

Signé : Nonique DESVERGNES.

Je soussigné Pierre Bachet, âgé de 17 ans, demeurant à la Souterraine (Creuse), déclare, en faveur de la vérité, qu'il y a environ 4 ans, un chien fort méchant me mordit à la jambe droite, et me fit deux blessures qui furent cause que je restai plus de deux mois entiers à ne pouvoir pas marcher sans l'aide d'un bâton. M. de Roffignac m'ayant vu dans un tel état, prit soin de moi et me guérit en peu de jours.

Environ un an après cet accident, j'eus le pied gauche pour ainsi dire tout pouri, et je ne marchais qu'à l'aide de deux béquilles. M. de Roffignac eut encore la bonté de me traiter ; je fus également guéri en très-peu de temps, ce que j'affirme avec reconnaissance.

La Souterraine, le 12 janvier 1845.

Signé : Pierre BACHET, commissionnaire au bureau de la voiture publique de Châteauroux à Limoges.

Nous soussignés déclarons, en faveur de la vérité, qu'une de mes cousines âgée de trois ans, eût le malheur de tomber dans un chaudron plein de graisse bouillante ; son état devint très-alarmant pour la famille, vu le mal affreux qu'une telle brûlure avait pu produire ; mais par l'efficacité des remèdes que M. de Roffignac, demeurant à la Souterraine, voulut bien lui donner ; elle fut promptement rétablie, ce que nous affirmons consciencieusement pour rendre hommage à la vérité et acquitter une dette de reconnaissance. Ceci est arrivé il y a environ dix-huit mois.

La Souterraine, le 26 janvier 1845.

Signée : Maria JOANNY.

Signé : LÉCUYER, grand-père de l'enfant.

J'affirme en outre qu'André, mon fils, s'étant coupé un doigt de la main avec un outil tranchant, il a été guéri en peu de temps (malgré la gravité de la blessure) par les bons remèdes de M. de Roffignac de la Souterraine.

Signé : LÉCUYER.

Je certifie que Baptiste Beauvais, mon frère, menuisier, s'étant coupé la jambe gauche avec une faucille, il en résulta une hémorragie considérable ; la blessure était profonde et pouvait devenir funeste, mais par l'efficacité d'un remède que M. de Roffignac, demeurant à la Souterraine, eût la bonté de lui donner, il en fut guéri au bout de trois jours, et il ne s'en est pas ressenti depuis 4 ans que la cure a eu lieu.

Au Dognon, canton de la Souterraine, département de la Creuse.

Le 1er Mai 1845.

Signé : BEAUVAIS.

Nous soussignés, propriétaires au bourg de Saint-Maurice, canton de la Souterraine, département de la Creuse, certifions qu'il est à notre connaissance que Françoise Péra, âgée de trente ans, présentement servante chez les époux Margotin, ne pouvant plus endurer les douleurs atroces qui étaient le résultat d'une forte contusion faite à son sein gauche, qui menaçait de venir en suppuration; après en avoir souffert de plus en plus durant quinze jours, elle se transporta chez M. de Roffignac demeurant à la Souterraine; il eut la bonté de lui conseiller un remède, dont le seul emploi la guérit en peu de jours, sans que la partie offensée se soit abcédée, et elle ne s'en est jamais ressentie depuis environ deux ans que la cure a eu lieu.

Cette honnête fille ne sachant pas écrire, nous prie d'attester sa reconnaissance, ce que nous faisons en faveur de la vérité.

A Saint-Maurice, le 1er mai 1845.

Signée: Mongdelet, femme Margotin. *Signé:* Charrioux, *Signé:* Maingaud fils aîné.

Je certifie qu'il y a environ deux ans et demi, ma mère se brûlat la figure et les deux bras, en tombant dans de l'eau bouillante, le bras droit ulcéré depuis le coude jusqu'à l'extrémité des doigts, répandait une puanteur insupportable; mais par l'efficacité des remèdes de M. de Roffignac, demeurant en notre ville, elle fut assez promptement guérie, quoiqu'elle avait alors 85 ans; ma mère ne sachant pas écrire, je le déclare pour elle.

Je certifie en outre qu'ayant tombé de dessus une charrette chargée de foin, il en est résulté une entorse au bras droit; malgré l'opiniâtreté du mal, j'ai été guérie promptement par les remèdes de M. de Roffignac.

J'atteste aussi que mon mari, travaillant à la construction d'une maison, une solive tomba de très-haut sur sa tête; il en fut grièvement blessé: M. de Roffignac, lui ayant donné un remède, il fut guéri dans l'espace de deux jours. Une autre fois, il eut le genou gauche trés-gonflé ; M. de Roffignac lui prescrivit un remède dont l'usage le rétablit en peu de jours.

Tous les faits susénoncés, ont eu lieu depuis deux ans et demi à la Souterraine, département de la Creuse.

C'est en vertu de leur réalité, que j'affirme l'authenticité du présent certificat.

Délivré à la Souterraine, le 14 juillet 1845.

Signée : Marie BASSINET, femme BOUTET.

Monsieur,

Ma sœur, Marie Charioux, a été guérie, par vos bons remèdes, d'une glande située au cou et en suppuration pendant quinze mois ; elle avait déjà plus de trente ans ; un médecin ne pouvant espérer les secours de la nature, lui conseilla de s'adresser à vous; il voyait bien que son mal était écrouelleux. Vous m'avez guéri d'un ulcère à la jambe gauche, qui existait il y avait environ trois mois, vous avez aussi guéri un petit enfant de mon frère Charioux qui demeure an bourg de Saint-Maurice ; il avait depuis quelques mois son visage couvert d'une espèce de lèpre en suppuration.

Pierre Ducourtiou, mon parent, demeurant au Grand-Bessac, m'a prié avant son départ pour l'Auvergne où il est présentement, d'attester pour lui, que c'est vous qui, dans l'espace de trois jours, l'avez guéri d'un mauvais panaris. Il n'est rien survenu aux persones mentionnées ci-dessus, ce que j'affirme avec joie et reconnaissance.

A Saint-Maurice, lieu de ma demeure, canton de la Souterraine, département de la Creuse.

Le 29 juillet 1845.

Signé : CHARIOUX.

Je certifie, en faveur de la vérité, qu'il y a environ deux ans, j'eus le malheur de tomber de dessus un arbre; alors je crus que mon bras droit était cassé ; ce n'était qu'une foulure, mais si

8

opiniâtre que mon poignet faisait l'arc, et qu'il me semblait être dans l'impossibilité de reprendre sa forme naturelle, tant il était gonflé, dur et douloureux : néanmoins, je fus promptement guéri par les bons remèdes de M. de Roffignac de la Souterraine, à qui je délivre le présent certificat, par lequel j'atteste en outre que mon bras est devenu tel qu'il était auparavant l'accident, et que depuis ma guérison je n'ai ressenti aucune douleur.

A la Souterraine, departement de la Creuse, le 2 août 1845.

Signé : Michel **Arnaut.**

Nous soussignés, propriétaires et habitants du bourg d'Arnac-la-Poste, arrondissement de Bellac, département de la Haute-Vienne, certifions que la femme Anne Faisan, journalière audit bourg d'Arnac, ayant eu le pouce de la main gauche écrasé par une contusion qui fut telle, que les os étaient également écrasés, et la gangrène s'y étant déclarée, l'amputation lui fut prescrite par un très-habile médecin de notre pays ; mais elle voulut aller trouver M. de Roffignac de la ville de la Souterraine, et il parvint à la guérir en peu de jours, sans nulle opération ; ses remèdes procurant l'exfoliation des os, ce que nous affirmons pour ladite Anne Faisan qui ne sachant pas écrire, nous a prié de l'attester pour elle avec la reconnaissance dont elle est pénétrée pour un tel service.

Arnac-la-Poste, le 3 août 1845.

Signé : Amable **Parot.** *Signé :* **Ytier.**

Je certifie, en faveur de la vérité, que Marie Malton, mon épouse, ayant eu le bras gauche atteint d'une enflure si considérable, qu'il était au moins deux fois aussi gros que dans son état naturel, et ne sachant plus que faire, les remèdes les plus adoucissants n'ayant pu apaiser ni l'inflammation ni les douleurs, elle consulta M. de Roffignac de la Souterraine ; il voulut bien lui donner un remède dont l'efficacité fut telle, que dans l'espace de trois à quatre jours elle fut si bien guérie, qu'elle put exercer librement sa profession de lingère.

J'atteste en outre que M. de Roffignac, toujours disposé à rendre service, a également donné un remède pour Julie Malton, ma belle-sœur, qui l'a guérie en moins de vingt-quatre heures, d'une tumeur qui s'était manifestée sur la main, d'abord avec rougeur, puis au même moment elle était devenue noire, et sa chaleur brûlante lui excitait les plus vives douleurs, ce dont j'ai été témoin, puisque nous habitons ensemble la même maison.

A la Souterraine, département de la Creuse, lieu de notre demeure, le 10 août 1845.

Ma femme a été guérie il y a environ neuf ans, et ma belle-sœur il y a cinq ans ; ce que j'affirme de nouveau.

Signé : NERNUY aîné.

Je soussigné André Lalande, propriétaire au village du Mast, commune de Nau, canton de la Souterraine, département de la Creuse, certifie par écrit ce que tous les habitants du susdit village, certifiraient tous verbalement (si le cas l'exigeait) que c'est M. de Roffignac de la Souterraine qui a eu l'humanité et le talent de guérir promptement la petite fille de ma voisine Thérèse Seigeau, laquelle avait tombé dans le feu à l'âge de trois ans, il y a neuf ans ; personne ne s'étant trouvé près d'elle pour la secourir, elle eut tout le ventre brûlé, et son mal faisant rapidement des progrès, elle se trouva dans une position épouvantable, tous ceux qui la voyaient lui désiraient la mort, croyant bien qu'elle ne guérirait jamais, et que ce serait le seul terme à son mal.

Cet enfant se nomme Geneviève Nicaud ; elle a maintenant douze ans, elle se porte très-bien, elle conserve les marques de la brûlure ; car à la fin, le mal lui avait rongé le ventre d'une manière affreuse.

Je déclare en outre qu'il m'est arrivé il y a environ deux ans, de perdre l'usage de l'œil gauche par l'effet d'une taie dont il était tout couvert depuis un mois et demi ; c'est aussi M. de Roffignac de la Souterraine qui m'a guéri radicalement en peu de jours.

Au Mast, le 13 août 1845.

Signé : André LALANDE.

Nous soussignés, propriétaires et cafetiers en la ville de la Souterraine, département de la Creuse, déclarons et affirmons que François Cassat, couvreur, étant notre locataire, est venu nous prier de certifier, d'après son rapport, qu'il y a environ huit ans, il fut mordu par un chat qui après avoir été irrité, était devenu furieux; alors il lui fit une blessure grave au pouce de la main droite, laquelle fut si bien traitée par M. de Roffignac, demeurant à la Souterraine, que dès le lendemain il put exercer sa profession.

Le nommé Cassat déclare également qu'il y a environ six mois, M. de Roffignac eut la bonté de lui donner un remède pour une coupure qu'il s'était faite au genou droit avec un instrument tranchant, et qu'après trois jours de traitement, il a été parfaitement guéri. Il nous a ajouté que Cassat, son frère, qui vit et travaille avec lui, s'est coupé, environ à la même époque, avec un outil servant à faire des bardeaux ; la blessure était près la cheville de la jambe droite ; mais il ne cessa pas de travailler, ce qui constate l'efficacité du remède que M. de Roffignac eût la bonté de lui donner, et depuis il s'est également coupé un doigt de la main gauche; le même remède donné par le même bienfaiteur a pu le guérir assez promptement. Le tout nous est indiqué avec reconnaissance de la part des nommés Cassat, qui ne sachant écrire ni l'un ni l'autre, nous prient d'en fournir de leur part la présente attestation que nous avons lue en leur présence, et dont ils sont loin de se détracter, puisqu'ils ont dit qu'en cas de besoin, ils l'affirmeraient publiquement.

La Souterraine, le 31 août 1845.

Signé : LARDILLIER. *Signée :* femme LARDILLIER. *Signé :* CLAMON.

Nous soussignés déclarons affirmativement que le nommé
Bazin (Sylvain), demeurant à Herberole, commune de Versillac, département de la Creuse, a certifié devant nous qu'il y
a environ deux ans, M. de Roffignac de la Souterraine, a radicalement guéri et en peu de temps, une de ses filles alors âgée
de six ans, laquelle avait failli devenir la proie des flammes;
ses habillements ayant brûlé sur son corps, tandis qu'il n'y
avait personne avec elle pour éteindre le feu; aussi, c'était,
nous a-t-il dit, une pitié de la voir, tant elle était brûlée sur
toute l'étendue de son corps, surtout la partie latérale du côté
gauche, à partir du genou jusqu'à l'extrémité de sa figure;
mais malgré la violence |du mal, après l'inutilité des premiers
remèdes, M. de Roffignac est parvenu à la conserver à ses parents qui ne pourraient lui en refuser une attestation sans être
ingrats; tandis qu'au contraire, ils en sont si reconnaissants que
le père est venu confesser publiquement cette belle cure, dont
la preuve sortirait de la bouche de tous ses voisins ; ce qu'il a
déclaré de nouveau après avoir entendu la lecture de la présente attestation qu'il nous a prié de vouloir donner, d'après sa
déclaration, qu'il ne peut faire que verbalement, ni lui, ni personne des siens ne sachant écrire.

A la Souterraine, le 31 août 1845.

Je soussigné déclare que le sieur Bazin nommé plus haut,
présent à la lecture, affirme le fait dans toute son étendue.

Signé : LABLANCHE, pharmacien. Signé : DESLIGNIERES.

Signé : PETIT.

Nous soussignés, propriétaires et marchands bouchers en la
ville de la Souterraine, département de la Creuse, certifions
que ce sont les bons remèdes que M. de Roffignac a donné à
Marie Bazin, notre servante, qui l'ont parfaitement guérie d'un
mal d'aventure qui lui était survenu sur la main droite, il y a
environ deux ans; il y avait plus d'un mois qu'elle était entière-

ment perclue de sa main, tant l'engorgement était considérable, et elle souffrait horriblement malgré les remèdes qu'elle avait employé avant de recourir à la bonté et au talent de M. de Roffignac auquel nous délivrons consciencieusement le présent certificat.

A la Souterraine, le 1er septembre 1845.

Signé : Chapt, dit l'Adjudant. *Signée :* Marguerite Chapt.

Je soussigné François Morgat, propriétaire, demeurant à Morterolle, canton de Bessine, département de la Haute-Vienne, déclare, avec le cœur rempli de joie et de reconnaissance, qu'ayant eu autrefois une plaie à la jambe droite, sur laquelle une forte contusion renouvela le mal, je n'ai pu en guérir qu'avec un onguent que M. de Roffignac, demeurant à la Souterraine, département de la Creuse, m'a donné, et l'ulcère que la contusion avait occasionné existait depuis trois ans ; mais environ deux mois de traitement m'ont suffi pour obtenir une parfaite guérison, car, depuis deux ans qu'elle a eu lieu, il ne m'est rien survenu ; ce que j'affirme en faveur de la vérité.

La Souterraine, le 12 septembre 1845.

Signé : Morgat.

Je soussigné déclare, en faveur de la vérité, et en l'honneur de M. de Roffignac de la Souterraine, qu'un homme trop colère m'ayant mordu le doigt major de la main droite, il en est résulté un engorgement si considérable dans toute l'étendue du bras, qu'il est devenu au moins gros comme une de mes cuisses, et dans cet état, il était noir comme de l'encre ; ce qui dénote quelle était ma position et à quel danger j'étais exposé. Enfin, je puis dire qu'en baignant ma main où il s'était formé un ulcère, je voyais facilement qu'il pénétrait d'outre en outre ; mais, malgré tout, j'ai été parfaitement guéri, en peu de jonrs, par les bons remèdes de M. de Roffignac de la Souterraine, à qui j'accorde le présent certificat que personne n'oserait démentir.

Martiné, commune d'Arnac, département de la Haute-Vienne, le 12 septembre 1845.

Signé : VIGNAUT fils.

Je soussigné, médecin vétérinaire, demeurant à la Souterraine, département de la Creuse, certifie que Madeleine Adam, demeurant à la Chabanette, commune de Saint-Pierre-de-Fursac, canton du Grand-Bourg (Creuse), s'étant coupé l'index de la main gauche en voulant se servir d'une faucille qui avait atteint l'os et produit la gangrène, ce qui pouvait nécessiter l'amputation, M. de Roffignac, chez qui je suis allé avec elle, lui donna un remède qui produisit merveilleusement une prompte guérison ; ce que j'affirme consciencieusement.

A la Souterraine, le 15 septembre 1845.

Signé : BRAYREX, médecin vétérinaire.

J'atteste en outre que feu le mari de la susdite Madeleine Adam, renversé et mordu par un verrat très-furieux, fut conduit chez M. de Roffignac, qui le pansa et lui donna un remède dont l'efficacité fut telle, que, malgré la gravité d'une profonde blessure faite à côté du tibia de la jambe gauche, le mal fut guéri en peu de jours ; ce que j'affirme aussi consciencieusement.

La Souterraine, 15 septembre 1845.

Signé : BRAYREX, médecin vétérinaire.

Jean Galbrun, âgé de 15 ans, natif de Risac, village dépendant de notre commune, domestique de Jean Laraud, métayer au village de la Jarige, dépendant également de notre commune, département de la Creuse, se trouvant à une noce le 17 décembre 1844, eut l'index de la main emporté par un coup de pistolet. L'amputation fut faite à la seconde articulation par un habile médecin ; néanmoins la gangrène se manifesta dès le troisième jour,

et M. de Roffignac, qui auparavant s'était refusé à l'entreprendre
(car la mère de ce malheureux le lui avait présenté) , fut ému
de pitié en sa faveur , et certain qu'il le garantirait de l'amputation à laquelle sa position semblait le condamner, et qu'alors
il aurait été privé de l'un de ses bras, il l'entreprit charitablement, et il l'a si bien guéri, que dès le commencement du mois
de mars, il s'est placé domestique chez le susdit Laraud, qui m'a
dit que ce qui lui reste de son doigt paraît être dans son état
naturel et qu'il travaille aussi librement qu'un autre. L'accident
a eu lieu sous les yeux de plusieurs personnes qui savent , ainsi
que moi , que c'est M. de Roffignac qui a rendu un tel service
à ce malheureux jeune homme.

Je dois ajouter que le funeste accident dont Jean Galbrun a
failli devenir la victime, lui est arrivé à Saint-Maurice , lieu de
ma demeure, et qu'on célébrait chez moi la noce à laquelle il
s'est trouvé au moment de son malheur.

Délivré en ma maison de Saint-Maurice, le 25 septembre 1845.

Signé : Maingaud.

Je soussignée, supérieure de la communauté d'Aix, département de la Haute-Vienne, me trouvant à la Souterraine
(Creuse), déclare, avec la permission de ma révérende mère ,
supérieure générale de l'Ordre du Sauveur, qu'il y a environ
un an que la nommée Charlotte , âgée de 36 ans, ayant depuis
plus de six mois les pâles couleurs, et ne sachant que faire, après
avoir employë inutilemet les remèdes qui lui avaient été pres-
crits, a été radicalement guérie dans l'espace de quinze jours,
par l'efficacité d'un remède que lui a donné M. de Roffignac de
la Souterraine, auquel elle a voulu recourir, parce qu'elle sa-
vait qu'il en guérissait merveilleusement.

Cette honnête fille, qui est la servante de la communauté de
la Souterraine, pénétrée de la reconnaissance due au bienfait
(car dans ce temps critique , elle avait peine à mettre un pied

l'un devant l'autre), m'a prié de l'attester pour elle, parce-qu'elle ne sait pas écrire; c'est ce que je fais avec une entière connaissance de la réalité des faits énoncés au présent certificat.

Délivré à la Souterraine, le 25 septembre 1845.

Signée : Sœur SAINT-PIERRE, supérieure de la communauté d'Aix.

Lettre adressée à M. de Roffignac, demeurant à la Souterraine, département de la Creuse.

Pierre Lavaud et Françoise Faisan, son épouse, tous les deux de ma famille, et habitant ainsi que moi le village du Bau, près Arnac-la-Poste, arrondissement de Bellac, département de la Haute-Vienne, veulent que je vous écrive au sujet de leurs deux enfants, que vos remèdes ont miraculeusement guéris d'une maladie extraordinaire, il y a environ cinq mois; l'aîné a douze ans, le plus jeune n'en a que neuf; ils étaient l'un et l'autre continuellement agités par des mouvements involontaires, qui ne leur permettaient pas de porter à leur bouche la nourriture dont ils avaient besoin, et ce n'était que très-difficilement que l'on parvenait à leur donner leurs aliments. Ils avaient la langue tout à fait paralysée, et outre les contorsions de toute espèce qu'ils étaient contraints de faire, l'un était, malgré lui, transporté si rapidement d'un lieu à un autre, qu'il agissait toujours sans intention, ne s'apercevant même pas des actions qu'il commettait, car il lui est arrivé de se jeter dans un ruisseau plein d'eau, de franchir l'ouverture d'un puits, et de se précipiter dans un buisson épineux où il se blessa grièvement la figure; ces faits paraîtront surprenants, ils n'en sont pas moins exacts. Moi-même, j'ai aidé la mère à conduire l'un de ses deux enfants chez un habile médecin des environs; ils n'ont cependant subi d'autre traitement que celui que vous leur avez prescrit et fourni avec l'humanité qui vous caractérise. Le père et la mère, pénétrés de la vive reconnaissance que vous leur avez inspirée, veulent, je vous l'ai déjà dit, vous le témoigner par une attestation que vous pouvez rendre publique ; loin d'être démentie, elle serait, en cas de besoin, confirmée par le témoignage de tous les habitants de notre village et autres.

J'ai l'honneur de vous saluer avec un profond respect, votre très-humble serviteur.

Signé : François LAVAUD.

L'auteur de la susdite lettre, ne l'ayant pas datée, a écrit plus tard ce qui suit, ainsi que c'est mentionné au bas de la même lettre :

Ayant omis de dater la présente déclaration, constatant ces deux enfants devenus muets par l'effet de leur terrible maladie, j'affirme qu'il y a dix-huit mois.

Fait au susdit village du Bau, le 29 septembre 1845.

Signé : François LAVAUD.

Je soussigné Dubois François, propriétaire et marchand, demeurant au village de Mazat, canton de Magnac-Laval, département de la Haute-Vienne, certifie et déclare que c'est M. de Roffignac, demeurant à la Souterraine, département de la Creuse, qui a radicalement guéri, en 1838, la nommée Marie Balabaud, alors âgée de 9 ans, fille de Jean Balabaud et de Françoise Dubau, mes voisins et mes parents, laquelle était alors perclue de ses deux jambes ; il prescrivit un remède qui la fit marcher avec des béquilles peu de jours après le commencement du traitement, et l'humeur de son mal qui paraissait particulièrement aux deux genoux, cédant à l'efficacité du remède, elle a été radicalement guérie quelques temps après, et ne s'est

jamais ressentie de cette maladie ; ce que j'affirme pour le susdit Jean Balabaud et ceux de sa famille.

A Mazat, le 29 septembre 1845.

Signé : Dubois François, témoin du traitement et
de la guérison.

Je soussignée veuve Lachapelle, lingère, demeurant à la
Souterraine, département de la Creuse, déclare, en faveur de la
vérité, qu'il y a deux ans, un de mes enfants, alors âgé de 4
ans, eut toute la cuisse droite brûlée à la partie interne, depuis
l'aine jusqu'au genou, par de l'eau bouillante ; sa peau fut en-
levée dès l'instant, sa position devint pitoyable ; chose surprenante, il fut parfaitement guéri dans l'espace de 5 ou 6 jours,
par un remède que M. de Roffignac, demeurant en notre ville,
a bien voulu me donner. Il est à ma connaissance que ma voisine, Mme Bienvenue, a eu deux enfants qui se sont brûlés avec
du feu, l'un à une main et l'autre à la poitrine ; l'aîné avait 11
mois et le plus jeune avait 15 jours ; c'est le même remède que
M. de Roffignac a également donné. Il est précieux, ce remède,
qui les a guéris dans l'espace de quatre ou cinq jours. Le père
et la mère sont ainsi que moi pénétrés de la reconnaissance la
plus vive ; ils m'ont donné le droit de le certifier pour eux, ce
que je fais, pouvant le prouver en cas de besoin.

La Souterraine, le 1er octobre 1845.

Signée : Veuve Lachapelle.

Je déclare et certifie qu'il y a huit ans, un de mes enfants,
qui avait environ deux ans, tomba dans le feu, et il se brûla une
main, dont l'engorgement devint considérable, et les cinq doigts
étant écorchés seraient devenus adhérents, sans un bon remède
que M. de Roffignac, demeurant ainsi que moi à la Souterraine,
département de la Creuse, voulut bien me donner ; les douleurs

furent apaisées en moins de trois heures de temps, et au bout de huit ou dix jours, l'enfant fut parfaitement guéri.

Ce que j'affirme avec reconnaissance.

A la Souterraine, le 2 octobre 1845.

Signée : Veuve Dumonteil, propriétaire.

Je soussigné Quéroy, propriétaire et marchand, demeurant à la Souterraine, département de la Creuse, déclare, en faveur de la vérité, que Marie Deynand, également à la Souterraine, est venue me prier d'attester ce qui suit en l'honneur de son bienfaiteur.

Il y a environ neuf ans, elle eut; quinze jours après un accouchement, le sein droit meurtri par une contusion qui détermina une extravasion de sang très-apparente ; alors M. de Roffignac domicilié en notre ville, eut pitié d'elle ; il lui donna un remède qui dès le lendemain fit abcéder la partie affectée ; il s'y forma cinq ulcères dont la cavité paraissait profonde ; mais malgré tout, elle fut guérie dans l'espace de cinq à six jours seulement, ce qui constate l'efficacité du remède qui opéra si promptement une cure radicale et constante. Cette honnête femme, pénétrée de reconnaissance, me priant de l'attester pour elle, je le fais, étant imbu de la vérité qui parle en faveur de M. de Roffignac, utile à notre pays.

La Souterraine, le 2 octobre 1845.

Signé : Quéroy fils.

Je soussignée Catherine Bognon, femme Peinturier, déclare, en faveur de la vérité, qu'il y a environ sept ans, mon fils aîné eut le malheur de se brûler avec de l'eau bouillante en tombant ; son pied gauche s'enfonça dans le pot qui contenait le liquide dont il fut brûlé jusqu'au genou, il en résulta une ulcération si profonde qu'il y avait lieu de craindre pour cet enfant qui n'avait alors que 5 ans. M. de Roffignac, demeurant ainsi que moi, en la ville de la Souterraine, département de la

Creuse, voulut bien l'entreprendre, et il parvint heureusement à le guérir dans l'espace d'une quinzaine de jours, ce que j'affirme avec reconnaissance.

A la Souterraine, le 5 octobre 1845.

Signée : Catherine Bognon, femme Peinturier.

Je certifie qu'il y a environ quatre ans, le nommé Soulard, facteur rural, demeurant à la Souterraine, département de la Creuse, souffrant horriblement d'une tumeur, en premier lieu située sur sa main droite, eut encore plus à souffrir, le mal s'étant porté sur toute l'étendue de son bras gauche, au point qu'il était devenu gros comme une de ses cuisses, et qu'après avoir resté plus de trois semaines dans un tel état, il ne lui était plus possible de quitter ses vêtements. Il eut recours à M. de Roffignac, demeurant aussi à la Souterraine; il voulut bien l'entreprendre, et il eut la bonté de lui donner un remède dont l'efficacité fut telle, que dès le lendemain il se forma un ulcère d'où il sortit un morceau de chaire pourie, aussi gros et aussi long que le doigt ; le remède qui avait fait abcéder le mal, fit régénérer la chair et guérit en moins de dix jours la plaie qui existait dans sa main.

Le même onguent a guéri en peu de jours la fille de Soulard, qui s'était brûlée une jambe, il y a environ cinq ans.

C'est encore avec le même remède, que Marie Soulard, sœur du susdit nommé, demeurant à Arnac-la-Poste, département de la Haute-Vienne, a été guérie en peu de jours, d'une brûlure faite par de l'eau bouillante, répandue sur un de ses pieds, ce qui la contraignit de rester au lit.

Soulard et sa femme, dont je suis le gendre, se sont réunis pour que je certifie, de leur part, l'exactitude des faits mentionnés ci-dessus, ce que je fais avec la reconnaissance due au bienfait.

La Souterraine, le 19 octobre 1845.

Signé : Chastain, sellier-carrossier.

Je soussigné Mathieu Cibaut, demeurant au village de Chabranne, canton de St-Sulpice-les-Feuilles, arrondissement de Bellac, département de la Haute-Vienne, certifie et déclare qu'à l'âge de douze ans, il m'est survenu une tumeur sur le poignet du bras droit, et une autre, située environ quatre travers de doigt au-dessous du coude et occupant la partie interne; que c'est M. de Roffignac, demeurant à la Souterraine, département de la Creuse, qui a eu la bonté de me donner des remèdes qui ont fait abcéder les tumeurs. Il en est sorti des fragments d'os pendant le traitement, qui n'a pas duré plus de trois mois, quoiqu'il y avait plus de deux ans que j'étais affligé de ce mal, au point que j'étais dans l'impossibilité de me servir de mon bras. Il y a trois ans que je suis parfaitement guéri; ma santé a toujours été régulière depuis ce temps, et mes forces sont proportionnées à l'embonpoint dont je jouis. Je puis prouver ce que j'avance, car mes voisins l'attesteraient ainsi que moi, et les plaies cicatrisées ayant laissé des coutures où j'avais du mal, sont aussi des preuves de ce que j'avance, et font connaître le mal qui m'était survenu.

A Chabranne, le 16 février 1846.

Signé : Matthieu CIBAUT.

Nous soussignés, tous habitants du bourg de Saint-Sornin-Lulac, canton de Château-Ponsac, arrondissement de Bellac (Haute-Vienne, déclarons qu'il est à notre connaissance qu'Anné Landaud, âgée de 37 ans, a supporté durant dix années un goître, devenu si énorme, qu'elle respirait difficilement; même les gens de l'art lui avaient dit qu'elle n'en guérirait jamais. Mais M. de Roffignac, demeurant à la Souterraine (Creuse), a bien voulu la traiter et lui fournir les remèdes. Elle est si bien guérie, que nous sommes convaincus par le témoignage de l'évidence, car elle s'est présentée devant nous pour nous prier (ne sachant pas écrire) de vouloir l'attester pour elle, ce que nous

savions déjà être exact, et ce que nous affirmons, en faveur de
la vérité et en l'honneur de son bienfaiteur.

Signé : Veuve MORICHON, PASQUET, CARTOT, L'ÉTANG, MAR-
CHADIER, ALAMOME.

Vu par nous maire de la commune de Saint-Sornin-Lulac,
canton de Château-Ponsac, arrondissement de Bellac (Haute-
Vienne), pour légalisation des signatures de Mme veuve Morichon, MM. Pasquet, Cartot, L'Etang, Marchadier et Alamome,
propriétaires et habitants de cette commune, pour que foi y
soit ajoutée.

A Saint-Sornin-Lulac, en mairie, le 1er mars 1846.

Le maire de Saiut-Sornin-Lulac,

Signé : MARCHADIER.

Je soussigné Louis Debesse, coiffeur en la ville de Poitiers,
rue des Jacobins, n° 1, déclare affirmativement, pour rendre
hommage à la vérité, qu'une personne de ma famille ayant
supporté pendant dix-neuf ans une teigne très-opiniâtre, a été
guérie par un remède que lui a donné M. de Roffignac, demeurant alors à Poitiers. Je puis dire que l'efficacité de ce même
remède a produit une cure radicale et constante, car il y a déjà
dix-sept ans au moins, la personne malade n'a nullement souffert lors de son traitement, qui n'a pas duré plus de deux mois.
Depuis ce temps, elle a joui d'une santé régulière. En foi de
quoi, j'ai délivré le présent certificat.

Poitiers, le 14 juillet 1846.

Signé : L. DEBESSE.

Poitiers. — Imprimerie de COIGNARD et BERNARD,
successeurs de DÉPIERRIS.

ERRATA.

—

Pag. 9 , *au lieu de :* occide , *lisez* : oxide.

14, *au lieu de* : Vitriol blanc, 126 gram., *lisez :* 125 gram.

39, *au lieu de* : l'hydriodate et la potasse, *lisez :* l'hydriodate de potasse.

71 , *au lieu de* : racines de Salomon, *lisez* : racines de sceau de Salomon.

88, *au lieu de* : écorce de quinquina, 2 gram., *lisez :* 8 gram.

TABLE.

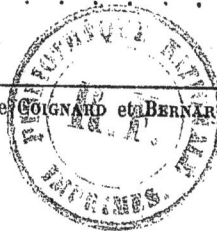

Poitiers. — Imprimerie de Coignard et Bernard.